ANKERHERZ

KLARE KANTE
Die besten Kolumnen von Kapitän Schwandt

Originalausgabe, Februar 2017

Autor: Jürgen Schwandt
Redaktion und Lektorat: Stefan Kruecken, Hollenstedt
Fotografien: Andree Kaiser, Freiburg; Axel Martens, Hamburg
Fotografie Titel: Andree Kaiser, Freiburg

Gestaltung: Daniela Greven, Berlin
Korrektorat: Ina Serif, Basel
Satz und Herstellung: Peter Löffelholz, Berlin

Druck und Bindung: Friedrich Pustet, Regensburg
Gedruckt auf FSC-zertifiziertem, holz- und säurefreiem Papier der Firma Munkedals, Schweden.
Printed in Germany

Bibliografische Informationen der Deutschen Nationalbibliothek:
Die Deutsche Nationalbibliothek verzeichnet diese Publikation in der Deutschen Nationalbibliografie; detaillierte bibliografische Angaben sind im Internet unter http://d-nb.de abrufbar.

Ankerherz Verlag GmbH, Hollenstedt
info@ankerherz.de
www.ankerherz.de
ISBN: 978-3-945877-18-0

KLARE KANTE

DIE BESTEN KOLUMNEN VON KAPITÄN SCHWANDT

INHALT

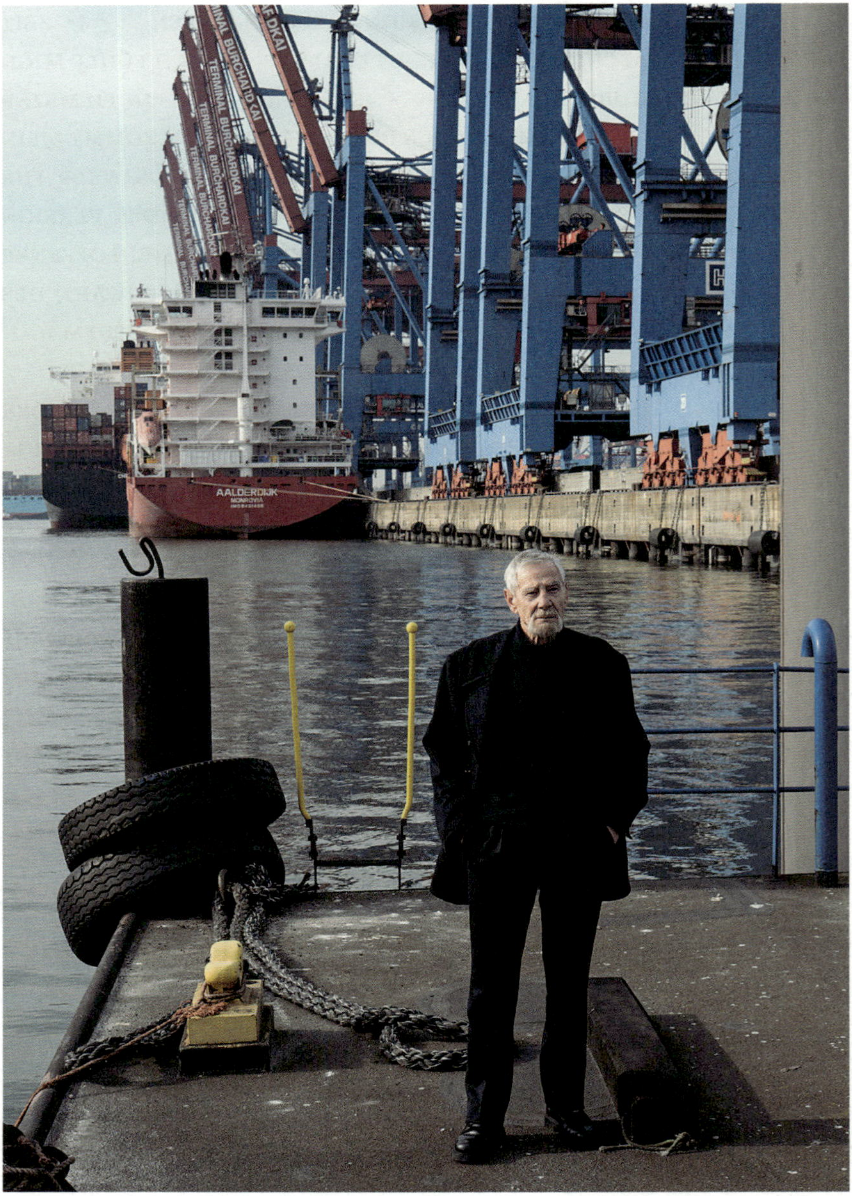
TERMINAL BURCHARDKAI
AALDERDIJK
MONROVIA

HIER SPRICHT DER KAPITÄN

WIE AUS DEN GEDANKEN DES ALTEN SEEMANNS JÜRGEN SCHWANDT EINE KULT-KOLUMNE WURDE, DIE MENSCHEN IN GANZ DEUTSCHLAND BEGEISTERTE.

Alles begann mit dem Hafengeburtstag in Hamburg – und einem typischen Kommentar des alten Käptens. »Achten Sie mal darauf: Je kleiner das Boot, desto größer der ›Labskaus‹ mit goldenen Stickereien und Abzeichen an der Mütze des Schippers«, so endet der erste Beitrag von »Hier spricht der Kapitän« in der *Hamburger Morgenpost* (MOPO).

Anfangs war es nur ein Test, und verabredet war mit der Redaktion, nach einigen Kolumnen zu schauen, wie die Leser die Rubrik annehmen und ob es allen Seiten Spaß macht. Nach der dritten Folge schrieb ein Leser einen Brief: »Ein Leben ohne seine Kolumne ist möglich, macht aber keinen Sinn.« Nach einem Jahr zählte diese Facebook-Seite mehr als fünfzigtausend Freunde, die Fernsehredaktion von Frank Elstner rief an. Als sich Kapitän Schwandt nach Folge 126 aus gesundheitlichen Gründen von seinen Lesern verabschiedete, war die Kolumne nicht nur im Norden Kult.

Mehr als 155 000 Menschen folgen Kapitän Schwandt auf Facebook, er war zu Gast bei Markus Lanz und in der NDR *Talk Show*, die Biographie *Sturmwarnung* stand länger als ein halbes Jahr auf der SPIEGEL-Bestsellerliste. Die Ankündigung, dass sich »Käpt'n Rückgrat« *(stern)*, »Kapitän Mutig« *(dpa)* oder »Kapitän Klare Kante« (MOPO) aus der Öffentlichkeit zurückziehen muss (»Das Alter ist ein Arschloch«), sorgte bundesweit für Schlagzeilen – und für große Anteilnahme seiner Fans.

Das Beste aus 126 Kolumnen haben wir für dieses Buch ausgewählt. Es sind Geschichten von See darunter, Erlebnisse aus dem Alltag, politische Kommentare. Oft sind wir gefragt worden, welches Thema für den Samstag ausgesucht wurde – meist entschied der Kapitän dies Mitte der Woche, wenn die wichtigsten Nachrichten der Woche klar waren. Manchmal überlegten wir, was in die Mischung der vergangenen Wochen passte – nicht zu ernsthaft sollte es werden, aber auch nicht zu beliebig. Und überraschend sollte es bleiben.

Was hat die Kolumne eines 80-jährigen Seemanns so erfolgreich gemacht? »Kapitän Schwandt ist die knorrige Eiche im Sturm der Oberflächlichkeit«, sagt Frank Niggemeier, Chefredakteur der *Hamburger Morgenpost*. Nordisch klar, nicht immer politisch korrekt, aber immer mit einem Augenzwinkern und einem großen Herz für Schwache und die »kleinen Leute« – das zeichnet die Kolumnen des Seemanns aus. Es gab ihnen eine Relevanz, die den Ministerpräsidenten von Mecklenburg-Vorpommern veranlasste, Schwandt auf ein Schiff in Travemünde einzuladen. Hamburgs Regierender Bürgermeister Olaf Scholz traf Schwandt in der Haifisch Bar. »Jetzt mal ehrlich, Herr Scholz« hieß die Titelgeschichte der MOPO. Der alte Seemann hakte nach und schaffte es, im Gespräch auch den Menschen Scholz zu zeigen, was bislang nicht vielen Journalisten gelungen ist.

Oft ging es in den Kolumnen um etwas, das man »Common Sense« nennen kann, um die Fähigkeit, Dinge mit dem gesunden Menschenverstand in Perspektive zu setzen. Besonders in einer schnelllebigen, hektischen Zeit, getrieben von Facebook-Klicks und Twitter-Feeds, in der mancher erst schreit, um dann nachzudenken, wirkte Schwandts Kolumne irgendwie beruhigend, ohne einzuschläfern. Er ordnete Gedanken ein, ohne schulmeisterlich klingen zu wollen. Er regte zu eigenen Gedanken an, ohne dabei aufgeregt zu wirken – und sich selbst zu ernst zu nehmen. »Ich bin kein Senior – ich bin ein alter Mann«, schreibt er.

»Der Käpt'n«, wie er im Norden nur genannt wird, regte sich über jene auf, die gegen Flüchtlinge hetzen. Dem AfD-Politiker Alexander Gauland, einem Mann seiner Generation, schrieb er zwei offene Briefe, die in den sozialen Netzwerken fast eine Million Mal verbreitet wurden. Als er las, dass sich im feinen Hamburger Stadtteil Harvestehude eine Initiative gegen eine Flüchtlingsunterkunft gegründet hatte, war dies sofort sein Thema für den nächsten Samstag: »Demnächst werden Frau Zahnärztin und Herr Immobilienmakler wieder Geld für Bedürftige in Not sammeln, zu Dinners einladen, für den guten Zweck golfen oder Polo spielen. Für arme Allergiker in Peru oder blinde Katzen in Malawi. Hauptsache aber: Peru bleibt in Peru und die Katzen in Malawi.«

Große Wellen schlug eine Aktion gegen die Pegida-»Patrioten« in Dresden, die Schwandt aus tiefstem Herzen verachtet. Die Rechtsaußen hatten auf Facebook ein Foto gepostet, das ein Schlauchboot in Seenot zeigte, darunter einen menschenverachtenden Spruch, der mit einer »Mittelmeerbreite Abstand« zu tun hatte. Schwandt war außer sich, als er anrief.

»Stefan, was können wir da machen?«, fragte er mich.

»Wir könnten den Shitstorm auf deren Seite bringen.«

»Klingt gut. Wie machen wir das?«

Er kommentierte zu einer festgelegten Uhrzeit diesen Post – und hatte seine Freunde vorher aufgefordert, ihn in diesen Minuten zu unterstützen. Keine Stunde verging, bis mehrere tausend Anhänger den Beitrag geteilt hatten – und der Administrator der Pegida-Seite den alten Seemann blockierte. Der Mut, sich so offen mit den Rechtsextremen anzulegen – und mit den erwartbaren Konsequenzen in Form von Pöbeleien und Beschimpfungen klarzukommen –, war am Tag darauf vielen Zeitungen eine Geschichte wert. In einem anderen Fall nutzte er die Reichweite seiner Facebook-Seite, um auf einen menschenverachtenden Kommentar im Kreisverband der AfD Rottweil aufmerksam zu machen. Der anschließende Aufschrei quer durch die Republik führte zum Rücktritt des Verantwortlichen und zu einer öffentlichen Entschuldigung des Kreisverbandes.

Offen einzustehen gegen rechte Tendenzen ist eine Konstante in den Kolumnen gewesen, der Einsatz für Minderheiten, für Schwache und Menschen am Rande eine andere. Schwandt schrieb für die Belange von Obdachlosen, für die er bessere Unterbringungsmöglichkeiten fordert, vor allem im Winter, er beschreibt die Folgen der innerstädtischen Gentrifizierung – und er hatte früh ein besonderes Anliegen. Er wollte in »Santa Fu« lesen, dem bekannten Hamburger Hochsicherheitsgefängnis, inspiriert von Johnny Cash und dessen Konzert im Folsom Prison. Etwas mehr als ein halbes Jahr dauerte es, bis die Genehmigung vorlag – die Lesung im Kirchenraum wurde einer der Höhepunkte der Kolumnen-Reihe.

Zu den Schwachen, deren Interessen er immer wieder vertrat, gehörten auch die Seeleute. Ihre Situation hatte sich in einem Maße verschlechtert, das Schwandt an die eigenen Anfangsjahre erinnerte. Viele wandten sich in Briefen an Kapitän Schwandt mit der Bitte um Rat und Hilfe. Reeder gehörten nicht zu den Fans der Kolumne – so viel steht fest.

Schwandt empfand es als Leidtragender des Dritten Reichs, der mit seiner Familie selbst vor den anrückenden Russen nach Hamburg zurückgeflohen war, als seine Pflicht, sich für Flüchtlinge einzusetzen. Die Geschichte von vier Brüdern aus Damaskus, die er kennengelernt hatte, beschäftigte ihn immer wieder. Dass es die vier geschafft hatten, nach kurzer Zeit Jobs zu finden beziehungsweise einen Schulabschluss zu meistern, freute ihn so sehr, dass er ihnen seine hundertste Jubiläumskolumne widmete. Privat lud er sie zur Feier seines 80. Geburtstags auf eine Barkasse auf die Hamburger Alster ein. Integration, findet Schwandt, soll nicht nur ein Wort sein.

Doch es waren nicht nur gesellschaftspolitische Themen, die Schwandt beschäftigten – er wollte seine Leser vor allem eines: unterhalten. Samstagmorgens in Hamburg, bei einer Tasse mit schwarzem Kaffee und einem Franzbrötchen, ging es oft auch um leichte Dinge. Um Maulwurf »Muli« zum Beispiel, der völlig außer Kontrolle Schwandts Gartenparzelle verwüstete; um das vorweihnachtliche Dekorations-Wettrüsten der Nachbarn, um die »Schamanen von Pinneberg« oder seltsame Kindernamen: »Wenn der Vorname einiges über die gesellschaftliche Herkunft seines Trägers verrät – was sagt uns das über ›Verleihnix Waldmeister‹ (von den Behörden genehmigt)?

Nix Gutes. Dein Weg, mein lieber Sioux (ebenfalls genehmigt), wird ein steiniger sein.« Oft genug steckte hinter dem Spaß aber auch ein ernster Kern. Wer die Gedanken zur »Generation Wischfinger« las, konnte sich ebenso ertappt fühlen wie bei Schwandts Gedanken zum Selfie-Wahn und dem Hang mancher, die eigenen Essgewohnheiten öffentlich zu zelebrieren.

Immer wieder verbrachten wir während der zweieinhalb Jahre, in denen wir an den Kolumnen arbeiteten, Zeit auf See, denn nirgendwo sonst lässt sich mit einem alten Seemann so gut reden und philosophieren. Wir reisten mit der MS *Hamburg* nach Kopenhagen, nach Sylt und Helgoland, wir fuhren auf der »Truckerfähre« nach Litauen und vom Norden Dänemarks über die Färöer-Inseln nach Island. Eine Konstante gab es auf diesen Reisen: schlechtes Wetter. Sobald wir gemeinsam an Bord eines Schiffes gingen, braute sich – als handele es sich um ein geheimes Naturgesetz – ein Sturm zusammen. Der alte Seemann genoss die Dünung, besonders jene auf dem Nordatlantik, wo sich das Schiff nach dem durchgezogenen Sturm sanft senkte und hob.

Es hat Spaß gemacht, mit ihm an den Kolumnen zu arbeiten. Es war lehrreich, es war unterhaltsam und es war eine Freude zu sehen, wie viele Menschen er mit diesen kurzen Beiträgen zum Nachdenken bringen konnte.

Viel Vergnügen mit den besten Beiträgen: »Hier spricht der Kapitän.«

Stefan Kruecken
Verlagsleitung Ankerherz

Kol / 1

LEINEN LOS!
DER KÄPT'N ÜBER DEN HAFENGEBURTSTAG

Als Seemann war ich ein großer Freund der Freuden im Hafen. Wir ließen keine Bar aus und wir mochten das rote Licht. Den »Silbersack« auf Sankt Pauli, »El cadro negro« in Bilbao oder »Susi's Rolling Bar« in Shanghai, einen umgebauten Doppeldeckerbus, der für den zügigen Verkehr gleich an der Pier parkte. Später dann, als ich verheiratet war und Leiter des Zollkommissariats Hamburg-Hafen, hatte sich meine Motivation verändert. Heute ist das alte Feuer ganz weg. Hafengeburtstag? Ist mir zu voll. Was für ein Gedränge! Aber ich freue mich, wenn sich andere freuen. In diesem Sinne: Ich wünsche allen viel Spaß!

Es gibt aber etwas, das mich stört, wenn Politiker und andere Süßwassermatrosen sich in Hamburgs selbst feiern. »Tor zur Welt«, »Perle«, »Seefahrtsmetropole«, dies werden wir wieder zu hören bekommen. Aber eine Seefahrtschule haben wir in Hamburg schon lange nicht mehr, und ehrlich: Das geht gar nicht. Wer Offizier werden will, muss in die Provinz. Nach Flensburg oder nach Lehr, das liegt irgendwo in Ostfriesland. Einen echten Seemann kann auch das nicht erschüttern. Aber was heißt das für Hamburg, dass wir hier so lange schon keine Kapitäne mehr ausbilden? Ich erinnere mich noch gut, wie wir damals auf der Dachterrasse der alten Seefahrtschule das Navigieren lernten. Vorbei.

Ich muss auch an die *Peking* denken, die legendäre Viermastbark, ein Schwesterschiff der *Pamir* und *Passat*, die in New York an einer Museums-

Pier vor sich hinrottet. »Heimathafen Hamburg« steht noch am Heck. Das Museum will die alte Dame loswerden und sogar verschenken. Doch die Überführung über den Atlantik kostet Geld und die Restaurierung auch. Knapp 20 Millionen Euro. In Hamburg will das keiner bezahlen, wir brauchen das Geld ja für die Elbphilharmonie. Ich habe mal nachgerechnet: Vom Geld, was uns diese begehbare Ruine kostet, könnten wir uns 37 *Pekings* in den Hafen legen, Stand heute.

Ein Tipp noch für alle, die zum Hafengeburtstag auf die Landungsbrücken gehen. Achten Sie mal darauf: Je kleiner das Boot, desto größer der »Labskaus« mit goldenen Stickereien und Abzeichen an der Mütze des Schippers.

So ist das heutzutage.

Kol / 2

EIN ALTER SEEMANN UND DAS KREUZ MIT DEN BERGEN

J

Jetzt raten Sie mal, wohin ein pensionierter Kapitän in den Urlaub fährt?

Genau: ans Meer. Einmal, drei Jahre ist das her, habe ich etwas anderes ausprobiert. Österreich, Kärnten, die Berge. Ich bin ein begeisterter Reiter und hatte einen Sattel in die Gegend verkauft. ›Mal sehen‹, dachte ich, doch was mir dann vor Ort durch den Kopf ging, kann man nicht in die MOPO schreiben. Ich sah den ganzen Tag diese grauen Wände. Es regnete ununterbrochen. Als Hamburger ist man Schietwetter zwar gewohnt. Diese tropfenden Fichten aber hielt ich nicht aus. Alles kam mir so furchtbar eng vor. Wir sind früher nach Hause zurückgekehrt.

Was mir auch auffiel bei diesen Berglümmeln: Die setzen sich im Restaurant tatsächlich alle an einen Tisch. Auch dann, wenn alle anderen Stühle frei sind! Ich verstehe das nicht. Vielleicht liegt es daran, dass die in den Bergen einsam sind, weil selten einer vorbeikommt. Ich jedenfalls setze mich nirgendwo dazu. Fremdes Gesabbel ist nicht meine Sache.

Am Meer habe ich meine Ruhe. Die See bedeutet für mich Heimat. Ich muss regelmäßig hin, sonst fehlt mir etwas. Als Seemann habe ich alle Meere und alle Kontinente bereist, mit Ausnahme von Australien. Mein liebstes Ziel war die Ägäis. Nach dem Krieg waren wir auf alten Dampfschiffen unterwegs, die maximal acht Knoten liefen. Bei Gegenwind sechs. Mit dem Tretboot wären wir schneller in Griechenland gewesen. Es lief alles sehr gemütlich. Wir luden Wein ein, Tabak, mal eine Ziege. Stress war für uns ein fernes Land am anderen Ende des Ozeans. Im Hafen der Insel Karpathos mussten wir Erz an Bord bringen. Die hatten dort nur eine kleine Lore. Es dauerte ewig, wir waren mindestens zwei Wochen beschäftigt. Meist saßen wir mit den Fischern auf der Hafenmauer und tranken Ouzo. Ohne Geschnacke versteht man sich bestens. Das einzige Problem auf Karpathos war, dass es dort nur zwei Huren gab. Man kann ja nicht alles haben.

Nächste Woche werde ich einen Schwur brechen. Ich habe immer gesagt, dass mich keine zehn Gäule auf ein Kreuzfahrtschiff bringen. Diese komischen, schwimmenden Spaßfabriken, mit denen kein Seemann etwas anfangen kann. Jetzt mache ich eine Ausnahme als Gast auf der MS *Hamburg*: *Heimathäfen* heißt die Tour von Ankerherz. Wir fahren über die Ostsee, haben Inselbewohner an Bord und Henning Baum, den »letzten Bullen«. Falls es zu schlimm wird, packe ich eine Perücke ein und eine Pappnase.

Damit mich keiner erkennt.

Kol / **3**

GENERATION WISCHFINGER

Die große WM-Party ist vorbei, die Löwparade gefeiert, der Alltag hat uns wieder. Was mir auffiel, als ich die Bilder von der Siegesfeier am Brandenburger Tor sah: wie oft die Spieler ihre Handys zückten und sich selbst fotografierten. »Selfies« heißt dieses Selbstporträt, wie ich gelernt habe. Alle Selfies von Podolski, Özil und Müller nebeneinander gelegt ergäben vermutlich die Strecke von Berlin nach Rio und retour. Auch da sind die Jungs Weltmeister.

Anfang der Woche hatte ich in der Hamburger Innenstadt zu tun. Ich lasse dann das Auto stehen und nehme die S-Bahn. Als ich in der S21 am Dammtor vorbeikam, wo viele Studenten einsteigen, dachte ich: »Was zum Teufel ist hier los?« Jeder, aber wirklich jeder im Waggon starrte auf ein Smartphone, Tablet oder einen Laptop. Jeder Zweite hatte Stöpsel in den Ohren. Kein zwischenmenschlicher Kontakt, kein Blick, keine Frage nach einer Zeitung, gar nix. Vermutlich würden sie dem Mitreisenden lieber eine SMS schicken, als ihn anzusprechen. Verrückt.

Mich beschäftigt das Verhalten der »Generation Wischfinger«, wie ich sie nenne. Wo führt es hin, wenn Kommunikation nur noch elektronisch abläuft? Ich warte ja auf die Ersten, die beim Kinderzeugen ein Selfie schießen, für die Pinnwand von Facebook: »Schau mal, Karl-Heinz, so haben wir dich gemacht.« Viele junge Leute, so scheint mir, bewegen sich in einer Scheinwelt, in der sie sich ein »Schein-Ich« zulegen, um andere zu beeindrucken. Schon

Zehnjährige verbringen jede freie Minute mit diesem virtuellen Mist. Komisch auch: Erst regen sich alle darüber auf, wenn die NSA und andere Geheimdienste Daten sammeln – doch dann stellen sie jeden noch so privaten Kram ins Netz.

Ich jedenfalls weigere mich, diesen Irrsinn mitzumachen. Das Mobiltelefon nutze ich zum mobilen Telefonieren. Will ich fotografieren, nehme ich die Kamera. Als ich meiner Frau den Entwurf zu dieser Kolumne zeigte, meinte sie: »Schön. Kann die Generation Wischfinger nicht ein vollautomatisches Gerät zum Staubwischen erfinden?« Also: Strengt euch mal an!

Kol / 4

DIE ZEITMASCHINE NAMENS HAIFISCH BAR

In der kommenden Woche breche ich zu einer Zeitreise auf. Eine Taxifahrt in meine Vergangenheit, runter in den alten Hafen. In der Haifisch Bar liest jemand vom Ankerherz Verlag aus meinen Geschichten und ich erzähle Döntjes dazu. Ich war schon einige Zeit nicht mehr im »Hai« – und ich freue mich drauf, denn dieser Ort ist wie eine Oase für mich.

In den 1950er-Jahren, als junger Seemann, galt die Gegend um den Fischmarkt für uns Frachtschiffmatrosen als Tabuzone. Unser »Hai« befand sich damals auf der Reeperbahn, wo auch die Mädchen hübscher waren. Wenn sich die Besatzung eines Frachters rund um die Fischauktionshalle blicken ließ, gab es sofort ein paar aufs Maul. Matrosen und Fischer vertragen sich traditionell nicht, und sobald wir in Cuxhaven anlegten, der Fischerstadt, wussten wir, dass es ordentlich etwas auf die Mütze geben würde. Ich will Gewalt nicht glorifizieren, doch sie gehörte damals einfach zum Landprogramm, wie die zahllosen Biere und Schnäpse.

Viel hat sich seither verändert, auch der Hafen selbst. Veranstaltungen wie der großartige »Blue Port« des Lichtkünstlers Martin Balz? Damals völlig undenkbar! Der Hafen war zum Arbeiten da, nicht zum Flanieren. Es roch auch nicht in allen Ecken fein und über das Design des Bürgersteigs zerbrach sich niemand den Kopf. Was die Lokale betrifft, haben in der Nachbarschaft der Haifisch Bar diverse Cafés eröffnet, in denen man einen gepflegten Latte

Macchiato serviert. Früher verlegte mancher Matrose das Pissoir der Einfachheit halber an den Tresen. Hans Albers statt Justin Bieber. Rollkragenpulli statt Anzug, Labskaus statt Sushi. Es ist ein Verdienst von Wirt Gert Schlufter und seiner Familie, dass ein Stück alte Hafentradition weiterlebt.

Was ist denn von der Seefahrt meiner Tage geblieben? Riesige Containerkisten, die von Computern halb ferngesteuert über die Ozeane schieben und weitab der Innenstädte in Terminals halbautomatisch entladen werden. Früher lagen wir auf Trampfahrt wochenlang irgendwo rum, drei Wochen Rio, vier Wochen London. Ich werde noch ganz melancholisch. Wir sehen uns dann im Hai.

Kol / 5

EIN ALTER KÄPT'N IST KEIN FRAUENVERSTEHER

Ich bin ein gelernter Macho, seit meiner Zeit als Matrose. Die längste Reise ging von Südamerika über Europa nach Kanada und dauerte 14 Monate. So lange unterwegs zu sein in einer schwimmenden Männer-WG, mit miserablen Manieren und einem rauen Ton – was soll da rauskommen? Sie schmunzeln jetzt vielleicht, aber lustig ist das nicht immer. Die Seefahrt prägt einen jungen Mann einseitig. Ich habe einige Zeit gebraucht, um in einer jungen Frau nicht nur ein Sexobjekt, sondern auch eine Gesprächspartnerin zu sehen. Heute achte ich auf Manieren: Höflichkeit und kleine Gesten gehören dazu. Einen Stuhl heranschieben, ein nettes Wort. So soll sich ein Gentleman benehmen.

Mit meiner Frau Gerlinde bin ich nun seit 43 Jahren verheiratet. Sie ist eine großartige Lebenspartnerin. Sie macht mit mir schon was mit, aber sie hat ein großes Selbstbewusstsein. Aber auch zu Hause gilt: Auf jedem Schiff gibt es nur einen Kapitän. Auf meinem Dampfer bin ich das. Ich glaube auch, dass Frauen, ob sie das zugeben wollen oder nicht, sich einen Macho wünschen. Was heißt denn Macho? Ein Kerl, der eine Meinung hat und für sie einsteht. Nicht diese verständnisvolle Waschlappigkeit, die man heute so oft beobachtet. Warum hat zum Beispiel dieser Henning Baum als »letzter Bulle« solch einen Quotenerfolg? Genau.

Als ich die Seefahrt aufgab und zum Wasserzoll kam, half mir meine direkte Art. Meine natürlichen Feinde saßen in der Oberfinanzdirektion, graue

Schlipsträger. Als man auf den Schiffen der Zolldirektion neue Toiletten einbaute, musste auch ein anderes Klopapier bestellt werden. Nun wollte eine dieser sprechenden Büroklammern von mir wissen, wie viel wir denn brauchten. Sparen sollten wir. Kostendruck. Erst glaubte ich an einen Scherz, aber er ließ nicht locker. Ich legte also einen Aktenvorgang an. »O« stand bei uns für Organisation, »P« für Personal. Ich nannte den Vorgang »K«, wie »Kacken«. Und fragte dann auf dem offiziellen Dienstweg nach, ob ich die Besatzungen der Zollkreuzer zum Testhocken bitten sollte. Es gab nie eine Antwort.

Kol / 6

RUDI RAUBMÖRDERS RADIESCHEN-SALAT

Manchmal lese ich morgens meine MOPO und schüttele so heftig den Kopf, dass ich beinahe meinen Kaffee verschütte. Diese Geschichte des US-amerikanischen Häftlings Meeks zum Beispiel, der wegen seines Häftlingsfotos eine Internetsensation wurde: Gibt es doch gar nicht! Tausende Frauen himmeln ihn an, angeblich ist ein Modelvertrag in Arbeit, angeblich sind Hollywoodagenten an ihm interessiert. Die Produktion einer Puppe mit seinem Konterfei hat er selbst gestoppt.

Der Knabe ist, nicht ganz so hübsch, ein verurteilter Räuber, Mitglied einer berüchtigten Verbrecherbande und wurde mit einem Arsenal automatischer Waffen im Gepäck festgenommen. Ein Schwerverbrecher, dem zehn Jahre Haft drohen, möglicherweise lebenslang. Doch er hat ja so blaue Augen! Und dieser Mund! Und, hach, diese exotischen Tattoos!

Auch hierzulande driftet der Schwachsinn in immer neue Galaxien. In *Henssler hinter Gittern* steht ein Koch mit diversen Schwerverbrechern am Herd: Vergewaltiger, Raubmörder, darunter sogar ein siebenfacher Mörder. Um einen »authentischen Blick hinter Gefängnismauern« gehe es ihm, säuselt Henssler, diese Dumpfbacke, und darum, das interne Bistro der JVA aufzubauen. Jeder Insasse habe das Recht auf Resozialisierung. Na klar, auch ein siebenfacher Mörder hat ein Recht auf eine anständige Sauce Bernaise! Ich nehme ihm kein Wort ab.

Als passionierter Hobbykoch habe ich mir überlegt, was Henssler für eine Top-Quote alles auftischen könnte. Die Vorspeise: »Rudi Raubmörders Radieschen-Salat«, angemacht mit einem leichten E605-Dressing. Zum Hauptgang reichen wir »Toni-Totschläger-Steak«, authentisch gegrillt auf echtem Gefängnisgitter. Dazu eine Blutsauce der Gruppe A, ist etwas kräftiger und nussiger im Geschmack. Beilage: »Pauls Pädophilen-Porree«, al dente, mit ganzer Stange. Und als Dessert servieren wir dann »Viktors Vergewaltiger-Vanille«, wahlweise mit feiner, locker aufgeschlagener Methadon-Haube à la Hauptbahnhof.

Wäre gespannt, was die Opfer zu all diesen Leckereien sagen würden. Aber Moment, so ein Quatsch: Wen kümmern denn die Opfer, solange sich die Täter gut in Kochmontur machen?

Kol / 7

DER ALTE BABO RÄT: EINFACH MAL ABCHILLEN

Ich habe im Internet den Beitrag einer zugezogenen Australierin gelesen, die über ihre Erlebnisse in Norddeutschland schrieb. Am meisten wunderte sich die Dame vom anderen Ende der Welt, dass die Leute bei uns mit drei Worten auskommen. Mit »Moin«, mit »Jo« und einem gegrunzten »Hm«. Das ist natürlich Blödsinn.

»Moin« reicht vollkommen aus.

Im Ernst: Die Tugend, nur dann den Mund aufzumachen, wenn man auch etwas zu sagen hat, existiert nicht mehr. Wenn man genau hinhört, wie viel gesabbelt wird, dann wird einem schwindelig. Von wegen wortkarge Norddeutsche! Kaum einer achtet mehr darauf, wie unpräzise und voller Plattitüden das Dahingesagte ist. »Ich denk' mal«, »Ich sach mal so«: »Das geht ja gar nicht.« Verstehste?

Mich wundert, dass die Unsitte auch Menschen betrifft, die Sprache von Berufs wegen als präzises Werkzeug betrachten sollten. Achten Sie in den Nachrichten drauf, wie oft Politiker davon sprechen, dass »Dinge nicht machbar« sind, »Geld in die Hand genommen werden muss« oder man sich »ein Stück weit annähert«. Keiner versteht ein Wort, was jetzt der Stand der Dinge ist. In einer Fußballübertragung warf der aufgeregte Reporter nicht nur permanent mit Superlativen um sich (»Sensationell!«, »Überragend!«), es kam zu diesem Satz: »Das muss Gelb geben, der hat ihn so was von am Trikot gezogen!« Ein Satz wie eine verbale Blutgrätsche. Rot!

Aber es geht noch besser. Als ich letzte Woche im Aufzug eines Kaufhauses fuhr, erlebte ich, wie sich zwei Mädchen über einen jungen Kerl unterhielten. Die eine hieß Chiara, der Name der anderen ist mir nicht bekannt. Ich möchte sie Chantal nennen.

Chiara also: »Ich fand den supergeil.«

Chantal: »Wie, echt jetzt?«

Chiara: »Ja, voll krass. Hängen wir jetzt ab?«

Chantal: »Okay, die Hausaufgaben sind mir heute titte.«

Daheim habe ich ein paar Wörter im Internet übersetzt und etwas gelernt. »Babo«, was so viel bedeutet wie Boss, wurde zum Jugendwort des letzten Jahres gekürt. In diesem Sinne rate ich alter Meeres-Babo allen MOPO-Homies, sich am Wochenende nicht von einem alten Senfautomaten wie mir stressieren zu lassen und lieber mal krass abzuchillen.

Kol / 8

SCHICKT DEN GRAUSIGSTEN SHANTYCHOR NACH MÜNCHEN!

Als Hamburger habe ich die Bayern nie verstanden und ich mag sie auch nicht besonders. Das Oktoberfest macht es nicht besser. Als junger Matrose war ich Besäufnissen nicht abgeneigt – aber wir hatten nach der harten Arbeit auf See wenigstens einen Grund dazu! Was sich nun auf der Wies'n im Namen des Pseudo-Brauchtums abspielt, gefällt mir nicht. Touristen aus Australien, die sich auf dem »Kotzhügel« die letzten Maß durch den Kopf gehen lassen und betrunkenen Frauen in die Dirndl fotografieren. Ganz toll.

Noch weniger verstehe ich, dass diese »Oktoberfeste« nun auch bei uns im Norden besoffen werden. Oder Karneval gefeiert wird – bei uns an der Elbe! Ich kann nur sagen: Die Narren sind los. In Pinneberg, habe ich gehört, gibt es ein Weinfest. Wegen der formidablen Südhanglage?

Ich mache einen Vorschlag: Wie wäre es mit dem Hafengeburtstag an der Isar? Wir ziehen den Bajuwaren Finkenwerder Fischerhemden über, verpassen ihnen Elbsegler und lassen Shantychöre grausige Seemannslieder auf Platt grölen (ein bisschen Rache fürs Jodeln muss sein). Klingt bescheuert? Warten wir mal ab, wie lange es dauert, bis der erste Geschäftemacher auf diese Idee kommt! Und die ersten Trottel hinlaufen, denn solange es etwas zu besaufen gibt, werden sie anstehen. Schon unsere Vorfahren, die Primaten, freuten sich über gegorene Früchte (eine Art prähistorisches »Mon Cherie«), die alten Griechen installierten extra einen Gott des Weines und

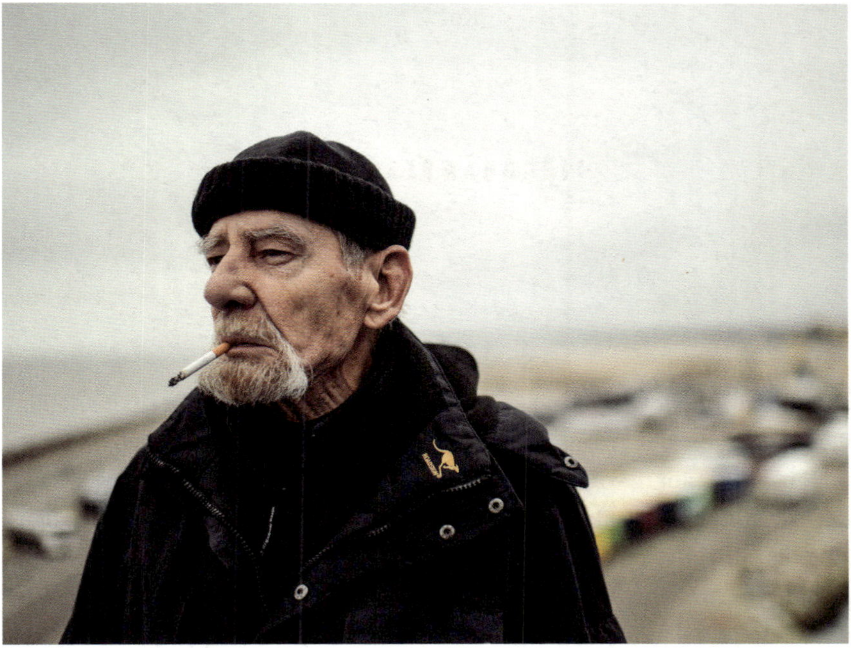

die Germanen brauten Met, um sich anschließend vehement um die Weiber zu prügeln.

Ganz im Ernst aber finde ich, dass der laxe Umgang mit Alkohol auf andere Rauschmittel übertragen werden sollte. Gebt alle Drogen frei! Reich werden mit dem Handel nur die Verbrecher. 1002 Menschen starben in Deutschland letztes Jahr an harten Drogen, aber mehr als 17000 am Alkohol. Es hätte so viele Vorteile, alle Rauschmittel zu legalisieren: Die Beschaffungskriminalität ginge zurück, die Zahl der Toten sänke, weil der Stoff besser würde, und Jugendlichen fehlte der Reiz des Verbotenen. Jeder ist für sich und sein Leben selbst verantwortlich. Wer saufen will, der säuft. Wer Drogen verlangt, nimmt Drogen! Und wer aufs Oktoberfest in Pinneberg wankt, hat mein uneingeschränktes Mitleid.

Kol / 9

FISCHDAMPFERLÖWEN

»Fischdampferlöwen«, so nannten wir Seeleute damals die Männer, die auf Trawlern ihr Brot verdienten. Mit normalen Maßstäben war gar nicht zu messen, was diese Kerle leisteten: Bei schlechtem Wetter auf dem Atlantik standen sie wochenlang bis zur Hüfte im Salzwasser. Wenn überhaupt, bekamen sie nur wenige Stunden Schlaf. Ihre Hände waren immerzu geschwollen, aufgerissen und entzündet. An Land ließen sie in Bordellen und Spelunken den aufgestauten Dampf ab: Schlägereien mit uns Matrosen von der Handelsmarine gehörten in jedem Hafen zur Folklore. »Fischdampferlöwen« eben – wir hatten großen Respekt vor ihnen.

Ich lese gerade die Biographie des Krabbenfischers Phil Harris und erinnerte mich sofort an meine jungen Jahre, denn sein Leben ähnelt in vielen Passagen meinem eigenen. Mit 17 von zu Hause fort, trotz Seekrankheit raus aufs Meer, mit nur einem Ziel: es allen zeigen zu wollen.

Statistisch gesehen haben die Krabbenfischer auf der Beringsee den gefährlichsten Job der Welt. Im Vergleich dazu arbeiten selbst Kanadas Holzfäller im Streichelzoo vom Wildpark Schwarze Berge. Jedes Jahr gehen Trawler verloren und die Verletzungsquote liegt bei annähernd hundert Prozent. Wer rausfährt, der weiß: Irgendwann tut es richtig weh. Vielleicht ist die Fernsehdoku, die das Leben im ständigen Sturm begleitet, deshalb so erfolgreich: Die Leute spüren, dass es wirklich um alles geht.

Wie Captain Harris lebte, mit Wassergläsern voller Wodka und fünf (!) Schachteln Zigaretten am Tag – das kenne ich. Hart arbeiten, hart feiern, das war unser Motto in den 1950er-Jahren. Harris hat dieses Leben bis zum Schluss durchgezogen. Als er mit 53 starb, war sein Gesicht gezeichnet von der See, von harter Arbeit, aber auch von Alkohol und Drogen. Harris fuhr eine Harley-Davidson, in die er sich einen Spezialanzünder einbauen ließ, um auch bei Tempo 100 eine Kippe anzuknipsen. Ich trug meinen Seesack irgendwann zum Wasserzoll. Ich bin heute 78, und mein einziges Laster sind die Zigaretten. Man muss doch irgendwann erwachsen werden.

Kol / 10

DIE POLIZEI, DEIN FEIND UND PRÜGELKNABE

Die meisten Seeleute, die ich kenne, sind liberale Männer. Wenn man bei den Reisen um die Welt eines gelernt hat, dann das: Das Leben ist bunt. Die meisten Seeleute sind auch unpolitisch. Ich selbst bin kein konservativer Mensch, aber was ich in den letzten Wochen in der MOPO lese, erfüllt mich immer mehr mit Sorge. Ich meine die Zunahme der Gewalt auf unseren Straßen. Und ich spüre in Gesprächen mit Freunden und Nachbarn, dass es vielen Menschen so geht.

An die Bilder aus Köln, wo ein Hooligan-Mob unter dem Vorwand der »Zivilcourage« Polizeiwagen umkippt, kann ich mich nicht gewöhnen. Es sind aber auch kleinere Artikel, deren Häufung mir missfällt: Am Hamburger Mümmelmannsberg greifen Jugendliche, angestachelt von Salafisten, nach einer sogenannten »Halloweenparty« Polizisten an. Immer wieder liest man diese Meldungen: Polizisten werden fast täglich zur Zielscheibe. Mir tun die Beamten leid, denn eigentlich können sie nur verlieren: Greifen sie hart durch, ist die Empörung über angebliche Gewalt im Amt groß. Sind sie zu zaghaft, werden sie auch kritisiert. Einig scheinen sich alle nur in einem zu sein: in der Wahl des Sündenbocks.

Früher, zu meiner Matrosenzeit, haben wir richtig hingelangt. Es ging um Mädchen, es ging gegen die Besatzungen anderer Frachter oder gegen die Fischer, immer war Alkohol im Spiel. Sobald aber Polizisten auftauchten, war der Spuk vorbei. Die Uniformen zählten etwas. Allen war klar, dass nun die Ordnung wieder hergestellt wurde. Heute erkenne ich diesen Respekt nicht mehr. Woran das liegt? Vermutlich fängt es im Elternhaus an.

In Dresden ist in dieser Woche ein junger Mann, der während einer Linken-Demonstration mehrere Dutzend Pflastersteine auf Einsatzkräfte schleuderte, zu einer Bewährungsstrafe »verurteilt« worden. 82 Polizisten wurden damals verletzt, einige schwer. Der Werfer war zweifelsfrei identifiziert und geständig. Verstehen Sie ein solches Urteil? Ich begreife es nicht. Ein Polizist hat den Richter hinterher gefragt, ob er sich in einen Steinhagel stellen möge. Eine Antwort ist nicht bekannt, aber vielleicht bietet die Frage eine Lösung: Eine Uniform anziehen und danach beleidigt, bespuckt, bedroht und beworfen zu werden – das könnte bei einigen die Perspektive ändern.

Kol / **11**

CAPTAIN COMPUTER UND DAS GEISTERSCHIFF

Dass sich die Menschen über den Bahnstreik aufgeregt haben, kann ich nachvollziehen. Ein Streik an sich ist eine gute Sache, wenn er berechtigt und zum Wohle der Arbeiter ist. Hat man aber das Gefühl, es geht vor allem um die Machtinteressen des Herren Vorsitzenden, mangelt es mir an Sympathie. Ich traue dem Knaben sogar zu, dass er Weihnachten wieder die Züge stehen lässt.

Mich ärgert auch, dass der Streik als legitimes Mittel in Verruf gerät. Arbeitnehmer sollten sich viel mehr darauf besinnen, welche Rechte sie haben. In meiner eigenen Branche gäbe es viel zu tun – an Streiks aber ist gar nicht zu denken. Die Besatzung stammt von den Philippinen oder aus der Südsee, die Offiziere aus Osteuropa. Alle ausgestattet mit Knebelverträgen, die an modernen Sklavenhandel erinnern. Wer aufmuckt, bekommt keinen neuen Jahresvertrag. Erst vor Kurzem habe ich eine Reise auf einem Frachter unternommen und war erschrocken: Auf See ist die Brücke nur mit einem Mann besetzt. Captain Computer, na wunderbar. Überhaupt: Für mich sind die meisten an Bord keine Seeleute, das sind schaukelnde IT-Spezialisten. In der Maschine gab es zu meinen Zeiten einen Schiffsingenieur, einen Assistenten, einen Reiniger und einen Schmierer. Heute gibt es Regelelektronik. Früher servierte ein Steward in der Mannschaftsmesse, einer in der Offiziersmesse und einer im Salon. Heute rennt einer alleine wie bescheuert durch die Gänge. Funker? Existieren nur noch im Museum. Ich habe das ausgerechnet:

Im Vergleich zu früher sind pro Schiff 23 Arbeitsplätze weggespart worden. Mal 3200 deutsche Schiffe macht das in der Summe 73 000 Arbeitsplätze, die gestrichen wurden.

In Rotterdam lagen wir an einem vollautomatischen Terminal. Die Container-Carrier sind computergesteuert und laufen auf Induktionsschleifen. Weit und breit war kein Mensch zu sehen, eine beängstigende Geisterwelt. Ich las in der Zeitung, dass in Hamburg ein vollautomatisiertes Schiff in Erprobung ist. Sie lesen richtig: ein Frachter ohne Besatzung! Hat das mal jemand zu Ende gedacht?

Wer soll eigentlich noch irgendetwas kaufen können, frage ich mich. Irgendwann gibt es vollautomatisierte Fabriken, in denen Autos, Computer, Geschirrspülmaschinen entstehen, die sich nur noch die Fahrer des Internethändlers leisten können. Obwohl, Quatsch, die wurden ja von Drohnen ersetzt.

Kol/12

PIRATEN AUF DER ELBE

In der vergangenen Woche hatten meine Frau Gerlinde und ich Besuch aus dem Süden. Eine Hafenrundfahrt gehört zum Standardprogramm, und wir kamen am Störtebeker-Denkmal auf dem Grasbrook vorbei. Unsere Gäste vom Weißwurst-Äquator kannten sich mit Seeräubergeschichte nicht aus, und als ich davon erzählte, konnte ich ein persönliches Kapitel beisteuern: »Piraten auf der Elbe«, in den 1950er-Jahren.

Und ich mittendrin.

Ich war Schiffsjunge auf der *Argonaut*, einem altersschwachen, kleinen Gaffelschoner, der sich schnaufend den großen Fluss hinaufkämpfte. Wir hatten Schnittholz aus Karlskrona in Schweden geladen. Es war unglaublich dunkel über dem Fluss in dieser Nacht. Der Alte, gleichzeitig Eigner der *Argonaut*, ließ alle Lampen löschen. Er wartete, ob sich andere Schiffe näherten, dann legte er das Ruder auf Steuerbord – wir tuckerten in die Hannöver Nebenelbe. Mit einem Bleilot maß der Steuermann die Wassertiefe und gab mit einer Taschenlampe Signale ans Brückenhaus. Der Alte stoppte die Maschine. Dann fiel der Anker, und ich erinnere mich, wie das Rasseln der schweren Kette die Stille zerriss.

»Los, los, alle Mann an Deck!« Der Steuermann brüllte die schlafende Freiwache aus ihren Kojen. »Rettungsboote aussetzen!«

Was war denn nun los? Drehte der Alte durch? Doch Befehle werden auf einem Schiff nicht hinterfragt, sie werden ausgeführt. Ein Schiff palavert man nicht an die Pier. In unserer heutigen Gesellschaft, in der jeder Spacken solides Zweifünftelwissen als eigene Meinung beisteuern darf, beinahe unvorstellbar. Doch auf See ist alleine der Versuch, irgendetwas mitbestimmen zu wollen, gleichbedeutend mit einer Meuterei und strafbar. Wir ließen also ohne Murren die Rettungsboote zu Wasser – und beluden sie mit dem Holz aus Karlskrona. Balken für Balken ruderten wir ans Ufer und schleppten sie hinter den Deich. Jetzt war alles klar: Der Alte baute ein neues Haus. Den Rest der Ladung lieferten wir im Hamburger Holzhafen ab. Wenn sich jemand beschwerte, weil etwas fehlte, hob der Käpt'n nur die Schultern: schwere See, da geht eben was über Bord. Was soll man da machen? Drei Reisen später stoppten wir an gleicher Stelle und schaufelten Koks, bestimmt für Turku in Finnland, auf einen großen Haufen.

Unser Käpt'n, der alte Pirat, sollte einen warmen Winter haben.

Kol / 13

KALTER KRIEG AN MEINEM GARTENZAUN

In diesen Tagen lese ich überall, dass im Verhältnis zwischen Russland und dem Westen eine neue Phase des Kalten Kriegs begonnen hat. Ich kann Ihnen sagen: Was da gerade passiert, in Sachen Wettrüsten und permanenter Eskalation, ist Kinderkacke im Vergleich zu dem, was sich in den Vorgärten meiner lieben Nachbarn abspielt.

Es ist Advent, oder anders: Es ist die Zeit im Jahr, in der wieder alle durchdrehen.

Ich trat auf die Terrasse und beobachtete, wie mein Nachbar zur Linken ein Plastikrentier aufstellte. Beleuchtet. Als ich wenige Stunden später wieder vor die Tür komme, hat mein Nachbar zur Rechten einen Eisbären installiert. Von innen illuminiert. Nachbar links kontert kurz darauf mit einem blinkenden Schlitten, neben dem Rentier, das er in weiser Voraussicht verschoben hat, um Platz für weitere Munition zu schaffen. Die Antwort auf diese Provokation lässt nicht lange auf sich warten: drei Pinguine, mit Leuchtdioden versehen. Ein Eisbär und drei Pinguine, das Beste von beiden Polen.

Der Nachbar links fährt eilig zum Baumarkt und platziert einen Weihnachtsmann auf den Schlitten und, um das ein für alle Mal klarzumachen, wer in unserer Straße das Fest der Liebe zum Strahlen bringt, einen sich drehenden Weihnachtsbaum, der »Oh Tannenbaum« singen kann. Es klingt ähnlich merkwürdig wie dieser »Band-Aid-30«-Song gegen Ebola, aber das ist ein anderes Thema. Nachbar rechts ist von diesem Wirkungstreffer kurz beeindruckt, holt dann aber zum Gegenschlag aus. Eine Kommando-Operation auf drei Ebenen, kühl geplant und eiskalt ausgeführt: 1) Ein noch größerer Weihnachtsbaum aus Kunststoff, blinkend, aber Gott sei Dank stumm. 2) Lichtergirlanden am kahlen Apfelbäumchen. 3) Künstliche Kerzen auf dem Balkon, die permanent die Farbe von rot zu gelb wechseln und rhythmisch blinken, wie Leuchtbojen in der Nacht.

Ich frage mich inzwischen, ob man unsere Reihenhaussiedlung mit bloßem Auge von der Weltraumstation ISS sehen kann. Es ist ein Gefunkel und Geblinke, gegen das der Hamburger Dom wie das Gefunzel eines Waldorfkindergartens wirkt, und das letzte Wort ist noch nicht gesprochen, denn eben hielt der Kombi des Nachbarn zur Linken, der noch immer nicht kapituliert hat. Gegrüßt wird sich übrigens nicht in diesen Tagen.

Die Sache ist einfach zu ernst.

Kol / **14**

DAS WEIHNACHTS-X UND DIE SCHAUERFRAUEN

Ein Thema der Woche: Die Hamburger FDP ist dermaßen verzweifelt, dass sie ihre hübsche Spitzenkandidatin mit der Überschrift »Unser Mann für Hamburg« ins Rennen schickt. Ich fand das Wahlplakat lustig, denn ich habe mir ausgemalt, dass ein paar Damen – denen ich ohnehin diese Kolumne widmen wollte – akute Schnappatmung bekamen: die »Gender«-Forscherinnen.

Ihnen ist die »Gender«-Wissenschaft noch nicht bekannt? Nicht schlimm, man kann ja nicht jeden Blödsinn wissen. Im Kern geht es dabei um die Behauptung, dass Unterschiede zwischen Frau und Mann kulturell »konstruiert« sind, also anerzogen wurden. 173 Lehrstühle gibt es inzwischen in Deutschland, in einer Zeit, in der man Gelehrte in den Naturwissenschaften wegspart.

Ziel des »Gender Mainstreamings« ist es, alle Geschlechter (Männer, Frauen, Intersexuelle) in allen Bereichen gleichzustellen. Unterschiede entstehen demnach nur durch falsche Erziehung. Auch in der Sprache, weshalb zum Beispiel der Begriff »Weihnachtsmann« tabu ist. Aus ihm wird eine »Weihnachtsperson«, oder noch besser: das »Weihnachts-X«. Hätten mich meine Eltern in einen rosafarbenen statt in einen blauen Strampler gesteckt, wäre ich nach dieser Logik heute eine glückliche Hausfrau und Mutter. Mit Bart.

Die Anhänger des Gender Mainstreamings verfolgen wichtige Ziele. Im Nationalpark Eifel wollten sie durchsetzen, dass Fotos von röhrenden Hirschen aus den Werbebroschüren gestrichen werden. Begründung: Röhrende

Hirsche förderten »stereotype Geschlechterrollen«. Angestellt sind diese 173 Gender-Forscher an staatlichen Hochschulen, die also mit Ihren und mit meinen Steuergeldern bezahlt werden. Ich würde das Geld sinnvoller einsetzen: Zum Beispiel könnte man es in einer kalten Nacht auf einen Haufen schichten, anzünden und drumherum tanzen.

Eine dieser »Wissenschaftlerinnen« ist der Ansicht, dass gesellschaftliche Gemeinheiten die Ursache sind, warum Frauen den Marathon langsamer laufen als Männer. Dass eine Frau bei gleicher Körpergröße knapp 25 Prozent weniger Muskelmasse als ein Mann aufweist? Alberne Natur! Eine Ausnahme waren nur bulgarische Kugelstoßerinnen in den 1980er-Jahren – die hatten sogar Brustbehaarung.

Vielleicht kommt die Gender-Forscherin mal mit in den Hafen, zu den Schauermännern (Schauer-X?), die im Laderaum eines Frachters Säcke mit Doppelzentnern Getreide auf Paletten wuchten. So von Schauerwesen zu Schauerwesen.

Kol / 15

DAS FEST DER LIEBE IM KARIBIK-PUFF

Selbst hartgesottene Seeleute sehen mit Grauen dem Heiligen Abend entgegen. Ich kenne kaum jemanden, der fern der Familie und Freunde nicht sentimental wurde und keine einsamen Stunden verbrachte. An Weihnachten irgendwo über die Wellen zu schaukeln oder – noch schlimmer – in irgendeinem Hafen zu liegen, warf in meinen wilden Seefahrtjahren elementare Fragen auf.

Was zum Henker mache ich hier eigentlich?

Und wo finde ich den nächsten Puff?

Es war Anfang der 1960er-Jahre, wir fuhren Charter für eine holländische Reederei und lagen in Puerto Cortes, einem Hafen in der Karibik, von dem es keine Postkarten gibt. Zusammen mit anderen Matrosen lief ich durch die Straßen, wo man den Feiertag erfrischend unsentimental beging. Mit einem Jahrmarkt für Kinder und Musik in allen Gassen. Party on, Weihnachtsmann! Da waren wir Seeleute gerne dabei. Doch gegen 22 Uhr verschwanden alle Einwohner von Puerto Cortes wie auf ein geheimes Zeichen in ihren Häusern. Wir hörten das Stimmengewirr und Gelächter, das aus den geöffneten Fenstern drang, und fühlten uns ausgeschlossen. Voller Selbstmitleid suchten wir nach dem nächsten Kirchturm. Natürlich nicht, um zu beten. Erfahrungsgemäß war das nächste Bordell nicht mehr weit entfernt, denn das Rotlicht schimmert meist im ältesten Viertel. Also nahe des Kirchturms.

Wir entdeckten das einzige Freudenhaus von Puerto Cortes, zur Freude der Puffmutter, einer alten, voluminösen Matrone, die gleich hinter uns die Tür abschloss. Die Mädchen ergingen sich ebenso wie wir in Melancholie und hatten den Weihnachtsblues. Doch Sekt und Wein verbesserten die Stimmung rasch und es wurde eine der intimsten Weihnachtsfeiern, an die ich mich erinnern kann.

Das Fest der Liebe, ganz wörtlich interpretiert.

Allen Lesern der *Hamburger Morgenpost* wünsche ich ein frohes und gesegnetes Weihnachtsfest! Möglichst ohne fiese Zwänge wie den Besuch der Schwiegermutter oder sonstige Grausamkeiten. Mein Dank gilt den Menschen, die in dieser Nacht ihren Dienst zum Wohle von uns allen leisten: Ich danke den Krankenschwestern, Ärzten, Feuerwehrleuten und Polizisten, meinen alten Kollegen beim Wasserzoll, Bahnmitarbeitern, Taxifahrern und allen, die Nachtschicht schieben. Liebe Leser: Denkt an sie! Bringt ihnen ein Stück Kuchen oder ein kleines Geschenk vorbei.

Kol / **16**

NEUJAHRSBÖLLER? ICH FASSE KEINE KNALLERBSE AN

Das Jahresende naht und im Supermarkt wird aufgerüstet. Ich beobachte, wie manche Kerle randvolle Einkaufswagen mit mehrstufigen Raketen, Kanonenschlägen und anderem Gebummse zur Kasse schieben. Ich fasse keine Knallerbse mehr an, und das hat mit einer Nacht auf dem Indischen Ozean zu tun.

Es geschah zu meiner Zeit als Kapitän, irgendwann in den 1970er-Jahren. Neujahrsnacht, noch zwei Tagesreisen bis Bombay. Die Nacht war lau, die See lag so ruhig da wie die Ostsee an ihrem ödesten Tag. Meine Jungs langweilten sich und ja, ich genehmigte ihnen, die Rettungsnotsignale abzufeuern. Die mussten laut Gesetz alle zwei Jahre erneuert werden und hatten das Verfallsdatum bereits erreicht. Unsere Art von Feuerwerk, warum nicht?

Um 23:50 Uhr versammelte sich die Mannschaft auf der Brücke. Mein Dritter Offizier ging mit den Kanonenschlägen auf die Back vor das Ankerspill, der Zweite Offizier machte sich daran, die Raketen auf der Brückennock anzustecken. Dann ein Knall, ein gewaltiger Schlag. So war das nicht geplant. Alle standen kurz unter Schock, ich fühlte mich wie gelähmt. Als sich der Pulverdampf verzog, sahen wir ein grauenhaftes Bild.

Was war geschehen? Der Moses, also der Jüngste an Bord, hatte einen Kanonenschlag vom Kartentisch entwendet, den er in letzter Sekunde über Bord werfen wollte. Er bat einen Leichtmatrosen, der in den Himmel starrte, um Feuer. Die Zündschnur hatte sich schon in den Böller hineingefressen, doch

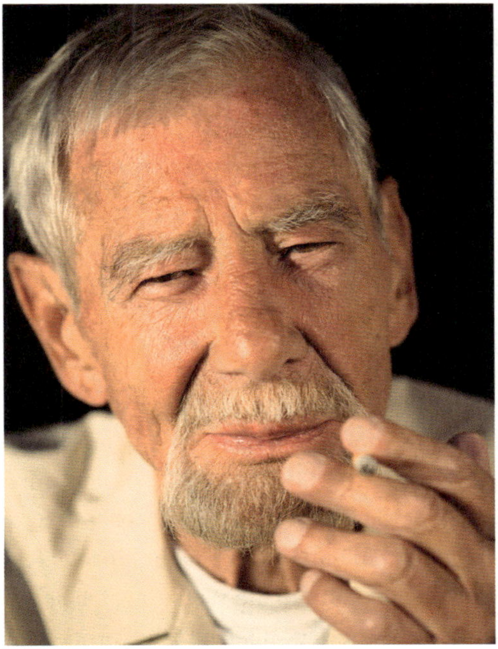

der Moses glaubte, sie brenne nicht. Er bat den Matrosen, der immer noch nicht hinsah, erneut um Feuer. Ein Reiniger, der neben den beiden stand, beugte sich in diesem Moment über den Böller und fragte: »Junge, was hast du denn da?« Explosion.

Die Hand des Moses war skelettiert. An der Hand des Leichtmatrosen fehlte der Daumen. Am schlimmsten hatte es den Reiniger erwischt: Was von seinem linken Auge übrig war, lief die Wange hinunter. So gut es ging, versorgten wir die Schwerverletzten, spritzten ihnen Morphium, verbanden die Reste der Hand und die Augenhöhle. Mit viel Schmerzmittel überstanden sie die Stunden bis Bombay, wo Krankenwagen schon auf der Pier warteten.

Ich hoffe, dass alle daran denken, wie gefährlich Böller sein können – und vor allem auf Kinder achtgeben. Ich wünsche den MOPO-Lesern einen sicheren und entspannten Rutsch ins Neue Jahr!

Kol / 17

MEIN COMPUTER IST EINE HÖLLENKISTE

Manche Erfindungen der modernen Welt verstehe ich nicht. Gleichstellungsbeauftragte. Rauchverbote. Meinen Computer. Das Ding stürzt öfter ab als ein junger Matrose auf dem Kiez. Wenn ich aber eines gelernt habe auf See, ist es, nicht aufzugeben. Ich bin ein Typ, der nicht einschlafen kann, wenn ich keine Lösung finde. Ich tigere durch die Wohnung, ich liege wach, laufe zum Gerät, probiere was aus, fluche, lege mich hin, fluche noch mehr, rauche eine, und so geht das weiter, bis es hell wird.

Gestern war es besonders schlimm. Fehlermeldung auf dem Bildschirm. »Konnte das Dokument nicht öffnen, das Programm ist Windows nicht bekannt.« Wie jetzt? Ich soll etwas herunterladen, doch das klappt nicht. »Konnte keine Verbindung zum Internet herstellen, überprüfen Sie die Verbindung zum Server.« Was denn, wie denn? Ich krempele die Ärmel hoch und zeige dem Ding meinen tätowierten Totenkopf. Nützt komischerweise wenig. Wie zum Hohn blinkt der Bildschirm drei Mal, dann wird alles schwarz. Ich atme aus, ich atme ein, ich unterdrücke den Impuls, die Kiste bis in den Vorgarten zu schleudern.

»Das letzte Abschalten war nicht ordnungsgemäß. Wählen Sie einen Modus zum Starten.« Ich verstehe gar nichts mehr und rufe die Hotline an. Eine Computerstimme begrüßt mich, war klar, das ist überall so. Verlieren Sie mal beim Fliegen Ihren Koffer in, sagen wir, Kanada: Erst haben Sie den

Computer und dann einen Typen in Indien dran, der nicht mal den Flughafen aussprechen kann, auf dem Sie gerade festhängen. Die Computerstimme sagt: »Wenn Sie Fragen zu Ihrer Rechnung haben, wählen Sie die Eins. Bei Fragen zur Hardware die Zwei. Bei Fragen zur Software die Drei.« »Wenn Sie die Schnauze voll haben, wählen Sie die Vier«, denke ich, tippe die Vier, doch alle Leitungen sind besetzt.

Zehn Minuten Fahrstuhlmusik, ich bin so weit, dem nächsten Inder zu verraten, wohin er sich seine Tastatur schieben kann. Auf dem Bildschirm erscheint eine Nachricht: »Ihr Computer ist infiziert, starten Sie den Virenscanner!« Was zum Teufel? Ich lege auf und wähle hektisch die Nummer eines Computernotarztes, der mir ab und zu Erste Hilfe leistet. Er rettet mich, diesmal. Ich habe einige graue Barthaare mehr.

Liebe MOPO-Leser: Wenn Ihnen eines Tages ein gramgebeugter, uralter Mann mit greisenhaftem Aussehen begegnet, der leise »Bill Gates, Du bist ein Arsch« vor sich hinmurmelt: Erschrecken Sie nicht.

Das bin bloß ich.

Kol / 18

DIE BEDROHTEN PFLAUMEN VON PÖSELDORF

Nach Rücktritten und Skandalen ist der Spuk um diese Trottel von Pegida so gut wie überstanden, da bekommen wir in Hamburg unsere eigene Hegida. So möchte ich nennen, was sich im feinen Pöseldorf abspielt: »Hegida« – »Harvestehuder gegen die Islamisierung der Außenalster«. Als ich in der MOPO las, dass die Einwohner des Stadtteils mit einer Klage am Verwaltungsgericht eine Flüchtlingsunterkunft in einem leer stehenden Gebäude verhindert haben, wollte mir mein Brötchen nicht mehr schmecken. Ich habe die Argumente geprüft.

»Belästigung durch erhöhtes Verkehrsaufkommen.« Ein besonders stichhaltiger Grund, denn die Flüchtlinge aus Syrien und Afrika werden bestimmt zuerst beim örtlichen Range-Rover-Händler vorstellig, um sich, so viel Integration muss sein, das passende Gefährt zu leasen. Range Rover und Mini sind in Pöseldorf bekanntlich Pflicht.

»Es gibt in der Nähe keinen Aldi, Lidl oder Penny-Markt.« Kein Problem, die Flüchtlinge nehmen auch Gutscheine von Käfer, Gosch und kaufen notfalls auf dem Isemarkt ein. Die sind Kummer gewohnt.

»Es handelt sich um ein besonders geschütztes Wohngebiet.« Dass Pöseldorf ein wenig seltsam erscheint für einen alten Seemann mit Wurzeln in Sankt Georg, mag sein. Dass es sich aber um ein bedrohtes Biotop unter Artenschutz handelt, war mir neu. Seltsame Käfer und vertrocknete Pflaumen gibt es dort reichlich.

»Es fehlt der Grundsatz der Freiwilligkeit des Aufenthalts.« Da wiederum haben die Gegner des Flüchtlingsheims recht. Freiwillig zieht keiner nach Pöseldorf, in eine Gegend, in der Leute leben, die ihre teuren Anwälte dafür bezahlen, Menschen in Not fernzuhalten.

Demnächst werden Frau Zahnärztin und Herr Immobilienmakler wieder Geld für Bedürftige in Not sammeln, zu Dinners einladen, für den guten Zweck golfen oder Polo spielen. Für arme Allergiker in Peru oder blinde Katzen in Malawi. Hauptsache aber: Peru bleibt in Peru und die Katzen in Malawi. Man gibt sich gerne weltoffen und ist sozial gut drauf, solange der Sekt wohltemperiert ist und das Amuse-Gueule raffiniert angerichtet wurde. Aber wenn es dunkel wird, sieht die Sache anders aus.

Ich hoffe nun, dass die Initiative des Oberbürgermeisters gegen das Urteil Erfolg hat und es doch einige Einwohner mit Herz und Seele in Harvestehude gibt. Wer immer diese Initiative vorangetrieben hat, dem sei gesagt: Ihr seid für mich keine Hamburger.

Kol / **19**

GRIECHENLAND: NICHTS NEUES AUF DEM TOTENSCHIFF

Griechenlands Reeder fand ich schon zu meiner Zeit als Kapitän so sympathisch wie Fußpilz. Sie kauften schrottreife Kähne, die europäischen Standards nicht genügten und bei den vorgeschriebenen »Schiff-TÜVs« keine Chance hatten. Kein Problem für die Reeder: Sie hängten irgendeine Billigflagge ans Heck und entzogen sich so allen Kontrollen. Die Seeleute, meist schlecht ausgebildet, taten mir leid: Sie waren auf schwimmenden Zeitbomben unterwegs, mit durchgemoderten Feuerwehrschläuchen, mit Rettungsbooten, die man nicht mal mit Dynamit aus den Verankerungen lösen konnte, mit dünnen Platten im Rumpf, die aus jedem Sturm eine tödliche Gefahr machten.

»Rattendampfer« oder »Totenschiffe« nannten wir Seeleute die Kähne aus Griechenland, und kam es zu spektakulären Havarien, waren meist griechische Schiffe dran beteiligt. Einen griechischen Hafen anzulaufen, war (vom Ouzo mal abgesehen) kein Vergnügen. Die sogenannten »Zollbeamten« marschierten ganz ungeniert in den Verschlussraum, in dem zollfreie Waren lagerten, machten sich wortlos die Aktentaschen voll und verschwanden wieder. Wehren? Zwecklos. Sie hätten uns tagelang warten lassen. Die deutschen Reeder wussten das. Jeder Kapitän bekam extra einen festen Betrag für »Repräsentationsausgaben«.

Heute bin ich Pensionär und Griechenlands Reeder regen mich immer mehr auf. 17 Milliarden Euro verdienten sie zuletzt – zahlen aber keinen

Cent Steuern. Weder auf Gewinne noch auf den Verkauf von Schiffen und auch nicht auf ihr privates Vermögen. Garantiert ihnen, das ist kein Witz, die Verfassung. Wenn ich dann in der MOPO lese, wie Griechenlands Regierung gegen die EU, vor allem aber gegen Deutschland und unsere Kanzlerin hetzt, verstehe ich gar nichts mehr. Unsere eigene Infrastruktur wird immer schlechter, die Schulen sind in miesem Zustand, öffentliche Bauten verkommen – und wir finanzieren (auf Umwegen) mit unseren Steuern die Jachten und Polo-Pferde griechischer Milliardäre. Teufel und Axt.

Währenddessen benimmt sich Griechenlands Regierung so, wie wir das von den Zollbeamten kennen: Selbstbedienung im Verschlussraum. Wo ist es möglich, dass der Schuldner dem Gläubiger vorschreibt, ihm gefälligst die Hälfte der Schulden zu erlassen? Wehren ist zwecklos, sonst ist das Konzept der Europäischen Union in Gefahr. Alles also wie früher: Wir sind wieder auf einer schwimmenden Zeitbombe unterwegs.

Kol / **20**

UND AM ENDE IST DER OBERKELLNER SCHULD

Das Urteil gegen den Laienkomiker in der Uniform eines Kapitäns steht fest: 16 Jahre und einen Monat Haft für Francesco Schettino, einen der größten Trottel in der Geschichte der Seefahrt. Für jeden Toten, den das Unglück an Bord der *Costa Concordia* forderte, macht das eine Strafe von einem halben Jahr. Ich bin kein rachsüchtiger Mensch, im Gegenteil, doch wenn ich mir den Verlauf des Prozesses ansehe, ist Schettino – dessen Anwälte wie zum Hohn Freispruch gefordert hatten – milde davongekommen. Statt sich zumindest bei den Angehörigen zu entschuldigen, präsentierte er haarsträubende Ausreden.

»*Mir war nicht klar, dass ich mich so dicht unter der Küste befand. Schuld hat der Steuermann!*« Nun ja, statt in den Ausschnitt einer 19-jährigen Blondine zu schielen, hätte er vielleicht einen Blick auf die elektronische Seekarte werfen sollen, die ihm die Position des Schiffes auf fünf Meter genau anzeigt.

»*Passagiere durften gegen Zahlung von 50 Euro die Brücke betreten.*« So erklärte er die Anwesenheit seiner Geliebten. In Küstennähe oder bei Manövern sind Gäste auf der Brücke so herzlich willkommen wie die Zeugen Jehovas im Swingerklub.

»*Es war ein außergewöhnliches, nicht vorhersehbares Ereignis, ein Unfall auf dem Meer.*« Übertragen wir diese Aussage auf einen Autounfall. Wenn ich auf der Autobahn mit meiner langhaarigen Geliebten herumknutsche und es zu einem Unfall kommt, ist das ein außergewöhnliches, doch absolut vorhersehbares Ereignis.

»*Ich hatte Anweisung, dicht unter Küste zu fahren. Der Oberkellner hat die Aktion als nützlich für die Reederei angesehen.*« Zwischen »dicht unter der Küste« und »auf der Küste« besteht ein gewisser Unterschied – und seit wann befolgt ein Kapitän eigentlich die Tipps eines Oberkellners? Ein Video der Küstenwache zeigt, dass er ohne Eile als einer der Ersten in ein Rettungsboot stieg. Seine Interpretationen: »Ich bin ins Boot gefallen.« Oder: »Ich bin in Boot gerutscht.« Oder: »Ich bin ein Opfer der Schwerkraft gewesen.« Ein Opfer der Schwerkraft also.

Welch ein Feigling, der sogar der Urteilsverkündung fernblieb. Was für eine miese Parodie eines Kapitäns, die niemals auf die Brücke eines Schiffes gedurft hätte. Keine Bella Figura, auf die Italiener so großen Wert legen, sondern eine traurige, armselige Wurst. Francesco Schettino ist eine Schande für meinen gesamten Berufsstand.

Kol / **21**

DIE PROBLEME VON SELFIE VAN DER VAART

Ein Foto, das mich in dieser Woche irritiert hat, zeigt eine junge Mutter kurz nach der Entbindung. Sie sieht blass und erschöpft aus, auf ihrer Stirn glitzern Schweißperlen. Eine Krankenschwester hält ihr das Neugeborene hin, doch die Frau kann es nicht in die Arme schließen.

Sie ist damit beschäftigt, ein Bild mit ihrem Handy zu knipsen.

Für mich symbolisiert diese Aufnahme einen Irrsinn unserer Zeit, die wie gemacht ist für Selbstdarsteller und Profilneurotiker: Ich bin Selfie, wer bist du? Frauen werden zu Selfie van der Vaart. Kerle benehmen sich wie Lukas Podolski, der in Brasilien 53 Minuten spielte, aber Weltmeister am Smartphone wurde. Immerzu wird jeder Tüdelkram geknipst und gefilmt und dokumentiert – und dabei oft das Elementare aus den Augen verloren. Am Grand Canyon hat die Parkverwaltung einen Hinweis aufgestellt: »Genießen Sie doch den Ausblick, bevor Sie fotografieren.« Für die Schönheit des Augenblicks hat kaum noch jemand einen Sinn. Hauptsache ist es, im Internet Eindruck zu schinden.

Mit meinem Mobiltelefon kann ich vor allem eines: mobil telefonieren. Wenn mich junge Leute damit sehen, grinsen sie mitleidig. Opa war im Museum einkaufen, ja, Jungchen, aber ich denke, im Telefonieren liegt der tiefere Sinn eines Telefons. Heute beobachte ich in der S-Bahn, dass selbst erwachsene Menschen diese Dinger brauchen wie Junkies ihre Spritzen. Ständig schielen sie aufs Display, als könnten sie eine lebensentscheidende Nachricht verpassen. Ein Fernsehsender schickte kürzlich einen Reporter durch eine Fußgängerzone, um Passanten nach ihrem letzten Handyfoto zu fragen. Die Ergebnisse sind monumental. Monumental schwachsinnig: Tante Erna hat ihren Napfkuchen geknipst. Oma Dora dokumentierte den Kaffeekranz eines Chorausflugs für die Nachwelt. Ein junger Mann präsentierte Aufnahmen vom Kegelabend, die seine besoffenen Kumpel tief im Dekolleté einer Kellnerin zeigen. Eine Mutter hat ihr Kind in Szene gesetzt: Es ist dick, schielt und Rotze läuft aus seiner Nase. So weit, so sonderbar.

Doch das tut keinem weh. Wenn ich allerdings in meiner MOPO von einer Massenkarambolage auf der A2 lese, nach der Verletzte auf dem Asphalt lagen, aber von anderen Autofahrern umkurvt und dabei fotografiert wurden, ändert das die Lage. Die Rettungskräfte berichteten, dass sie von Handy-Fotografen behindert wurden. Ich hoffe, dass es Mitgefühl demnächst als App gibt.

Kol / 22

ICH BIN KEIN STAR, LASST MICH NACH HAUS'

Meine Kolumne führt zu einer gewissen Bekanntheit. Fremde grüßen mich auf der Straße, MOPO-Leser schreiben mir freundliche Mails, Reeder schreiben mir unfreundliche Mails. Ich erhalte Einladungen von Firmen (die ich in der Regel ablehne) und Aufforderungen für Lesungen (die ich in der Regel annehme), und ich durfte auf einer Weihnachtsfeier den Blockflöten des Grauens zuhören. Nun gab es eine Offerte, die nach Spaß klang: Für einen deutschen Autohersteller sollte ich ein neues Modell testen. Ich bin alt und brauche kein Geld. Ich sagte zu.

Vor der Fischauktionshalle ging es morgens los. Vier junge Menschen mit bunten Turnschuhen waren aus Berlin angereist, bauten Schirme auf und der Fotograf sagte mir, was zu tun war. Ich saß hinterm Steuer, ich ließ die Scheibe runter, ich stieg aus, ich sah »ganz zwanglos« aus, das war besonders wichtig. Dann parkten wir den Wagen andersrum. Ich saß hinterm Steuer, ich ließ die Scheibe runter, ich stieg aus, mit Jacke, dann ohne Jacke, Kinder, der Wind blies arschkalt.

Wir fuhren in die Speicherstadt und entdeckten die Funktion der Kofferraumhaube, mit Jacke, wahnsinnig zwanglos, ohne Jacke. Alles auf einer Brücke, die Bedeutung der Worte »absolutes Halteverbot« kennen die in Berlin nicht. Die Kunst, etwas Imaginäres aus dem Kofferraum herauszuholen, hatte ich inzwischen perfektioniert. Schauspielerisch auf Augenhöhe mit Til Schweiger, könnte man sagen.

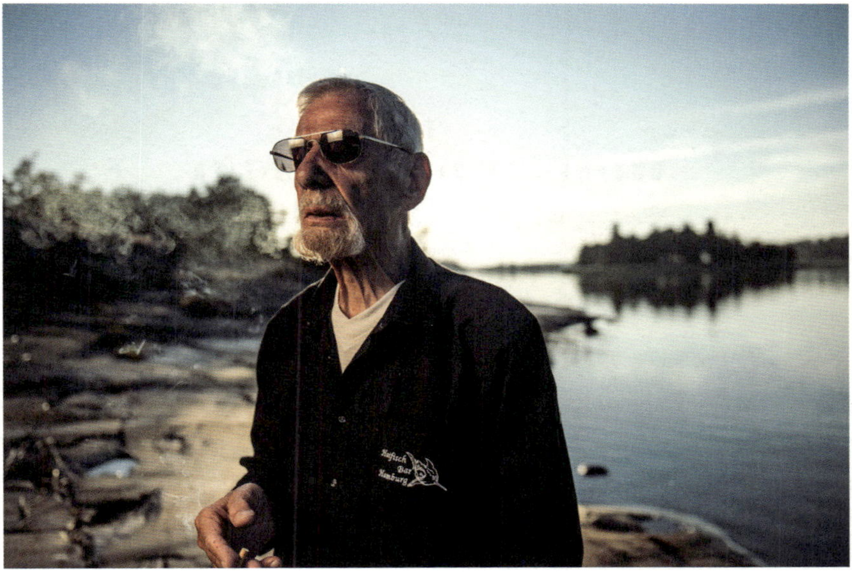

Weiter zur Köhlbrandbrücke – auf der wir zu meiner Erleichterung nicht parkten, dafür aber bei geöffneten Scheiben so langsam krochen, dass die Trucker hupten, während mich der Fotograf aus einem Begleitfahrzeug knipste. Hollywood in Waltershof, Baby, auch im Elbtunnel saß meine Frisur bombenfest. Es wurde Mittag und ich merkte an, dass ich Hunger hätte, doch für solche Details hatte niemand einen Sinn. Das Licht musste ausgenutzt werden. Wieder runter zum Fischmarkt, jemand besorgte Sandwiches und Kaffee in Pappe. Etwas sarkastisch fragte ich, ob nicht auch das Ankertattoo auf meinem Arm fotografiert werden sollte. Böser Fehler, fünf Minuten fummelte ich mit hochgekrempelten Ärmeln an der Dachreling herum. Letzte Station dann der Dom, ich saß hinterm Steuer, ich ließ die Scheibe runter, alles ganz zwanglos. Dazu beantwortete ich Fragen zur Beinfreiheit und Laufkultur.

Mein Fazit nach acht Stunden: Liebe Hamburger Deerns, strebt um Himmels willen keine Karriere als Model an. Der Job ist scheiße.

Kol / **23**

OSTERN UND DIE PROBLEM-EIER MEINER NACHBARN

Kirchliche Feiertage gingen uns Seeleuten am Mors vorbei, und für mich hat sich daran bis heute nichts geändert. Weihnachten, Ostern, Pfingsten: Wir haben gearbeitet. Heiligabend, wenn überall die Gans duftete und unter dem Baum Geschenke verschoben wurden, ging ich irgendwo auf See Wache. Oder wir interpretierten das Prinzip der Nächstenliebe ganz konkret, in einem Rotlichtviertel. Ostern? Ich mag mir gar nicht ausmalen, was der Alte mit uns angestellt hätte, wenn wir uns nach Freizeitausgleich oder etwas Gemütlichkeit erkundigt hätten. Vermutlich hätte er uns Eier suchen lassen. Unsere eigenen.

Ich kann mir Feiertage seither schlecht merken. Dass Neujahr auf den 1. Januar fällt, kriege ich gerade noch so hin. Wenn Ostern näher kommt, signalisieren mir dies meine lieben Nachbarn. Als aufmerksame Leser meiner Kolumne wissen Sie, dass sie zu Heiligabend die Gärten der Straße mit blinkendem Rentier-Gedöns und illuminierten Weihnachtsmännern ausstaffieren und dafür sorgen, dass man unsere Reihenhaussiedlung vom Weltall aus sehen kann. In den Tagen vor Ostern hängen sie nun gefühlte dreitausend Plastikeier in die kahlen Zweige, dazu gelbe und rote Samtstreifen. Unter den Sträuchern lauern Hasen aus Plüsch und Osterlämmer aus Massivplastik. Wie romantisch. Ich freue mich schon aufs Ostereiersuchen. Ans vergangene Jahr habe ich noch lebhafte Erinnerungen, denn ich wurde beim Rauchen im

Garten Zeuge rührender Familienszenen. In der Hauptrolle: Alina, geschätzt sieben, und ihre jüngere Schwester.

»Sieh mal, Alina, hier ist noch ein Nest! Schau mal, da unter dem Krokus liegt noch was!« Ich weiß noch genau, wie nachsichtig die Lütten lächelten. »Okay, tun wir den Alten den Gefallen«, schienen sie zu denken.

Die Sucherei nahm kein Ende. Hinter jedem Kieselstein tauchte Kalorienhaltiges auf, und als der nächste Osterhase im Sammelkorb gelandet war, platzte es aus Alina heraus:

»Mensch Mama, ich wollte zu Ostern ein neues Handy. Jetzt sag schon: Wo habt ihr das versteckt?«

Ratlose Blicke der Eltern und Großeltern. Dann meldet sich die Mutter: »Also Alina, dafür ist der Osterhase nicht zuständig. Handys bringt der Weihnachtsmann!«

Osterhase mit Nougatfüllung: 5 Euro. Neues Handy: knapp 190 Euro. Der Gesichtsausdruck von Alina: unbezahlbar.

Ich wünsche allen Lesern fröhliches Eiersuchen! Und für alle, die nichts finden: nicht enttäuscht sein. Die echten Geschenke bringt der Außendienst am Jahresende.

Kol / **24**

S.O.S., MEIN HSV

I

Ich bin kein Fußballfreund, nie gewesen, und kann auch mit Strategen vom Stammtisch wenig anfangen. Wenn einem Typen mit Bierplauze erklären, wie Fallrückzieher funktionieren, bin ich raus. Normalerweise interessieren mich die Ergebnisse des HSV oder von Sankt Pauli ungefähr wie ein Sack Kohle, der im Hafen von Harburg umkippt. In diesen Tagen aber ist das anders. Ich bin Lokalpatriot – und wenn ich im MOPO-Sportteil die Tabellen sehe, ist meine Laune auf Platz 18. Wie man sich in diesen Tagen als echter Fan fühlen muss? Gefesselt und geknebelt. Mayday, mein HSV.

Nehmen wir an, dass ein Fußballverein wie ein Schiff funktioniert. Der Kapitän (Trainer) gibt den Matrosen (Spielern) Anweisungen, wie sie in den nächsten Hafen kommen. Reedereiinspektor (Sportdirektor) und Reeder (Aufsichtsratsvorsitzender) sorgen dafür, dass der Kahn ruhig fährt. Klingt einfach? Nicht in Hamburg. Aus dem einst stolzen Ozeandampfer HSV ist ein abgetakeltes Museumsbötchen geworden, das im Zickzack Richtung Steilküste unterwegs ist.

Ich habe mich mit dem Problemschiff beschäftigt und mir scheint, dass seit Jahren die Herren der Reedereileitung das Problem sind. Es ist nicht nur so, dass sie dem Kapitän – den sie ständig austauschen – ein Ensemble von einbeinigen Matrosen an Deck stellen. Sobald schlechtes Wetter aufzieht, kassieren sie jede Anweisung, und je wilder der Sturm tobt, desto seltsamer wird das Treiben auf der Brücke. Am Ende darf jeder Praktikant aus dem Reedereibüro die Seenotraketen abfeuern. Die alte Regel, dass man ein Schiff nicht an die Pier diskutieren kann, gilt nicht. Aktuell versucht sich der Reedereiinspektor als Kapitän. Ich habe noch nicht gehört, dass das irgendwo gut gegangen ist.

Nun liest man, dass der HSV-Trainer in der kommenden Saison Thomas Tuchel heißen soll. Man liest auch, wie viele Millionen er verdienen wird, wie lange sein Vertrag läuft und mit wem noch verhandelt wird. Bei anderen Reedereien laufen diese Dinge im Geheimen. Auf der »MS HSV« ist das Folklore für die Allgemeinheit. Einigkeit? Klare Kante? Gibt es nicht. Sollte sich daran nichts ändern, könnten auch José Mourinho, Messi und der Heilige Franz den HSV nicht retten.

Mir ist bange um den HSV – und mir tut es leid für die Fans, die der einzige Grund dafür sind, dass in der Bundesliga überhaupt noch etwas schwimmt in Hamburg. Für sie drücke ich in den nächsten Spielen die Daumen – und dann ist das Schiff reif für eine Grundüberholung in der Werft.

Kol / 25

EINE NACHRICHT WIE EIN LEBERHAKEN

In einer Zeit der schlechten Nachrichten war es eine, die mich getroffen hat wie ein Leberhaken. Mehr als tausend Menschen, darunter viele Kinder, sind in der vergangenen Woche im Mittelmeer ertrunken, vielleicht waren es auch mehr, niemand weiß es so genau. Es ist grauenvoll. Ich habe mir vorgestellt, wie die letzten Stunden der Flüchtlinge an Bord verliefen, eingesperrt in der Dunkelheit unter Deck, ohne Wasser, ohne Nahrung. Ich habe mir vorgestellt, wie schrecklich ihr Todeskampf gewesen sein muss, als das Boot sank.

Ich habe mir ausgemalt, was in den Herzen der Seeleute vorgegangen ist, als sie versuchten, die Menschen aus der See zu ziehen. Und später, als sie die Leichen bargen. »Europas Schande« haben viele Zeitungen getitelt.

Ja, das ist es. Eine Schande.

Ich bin ein alter Kapitän, ich bin kein Politiker. Ich kann nicht erklären, wie wir die Ursachen der Massenflucht stoppen können. Was wir unternehmen sollten, um die Diktatoren zu bekämpfen, die ihre Länder ausbeuten und Regionen ins Elend stürzen. Ich weiß nicht, was wir gegen die Schlepperbanden unternehmen müssen, diese Monster, die Menschen in den Tod schicken. Wer weiß denn eine Lösung für das gewaltige Dilemma: Erleichtern wir die Einreise, machen sich womöglich Millionen auf den Weg zu uns. Das kann nicht funktionieren.

Ich versetze mich in die Situation eines Flüchtlings aus einem Kriegsland. Mal angenommen, ich habe Familie und komme zum Beispiel aus Syrien – würde ich versuchen, nach Europa zu gelangen, weg vom Terror des IS und von Assad, auch wenn es mich alles und vielleicht mein Leben kostet? Ja, das würde ich.

Sie nicht auch?

Was die konkrete Notsituation auf dem Meer angeht, habe ich eine klare Meinung: Hilfe ist Pflicht. Als Seemann, als Mensch. Alle Kapitäne, die in diesen Wochen im Mittelmeer unterwegs sind, spüren ein mulmiges Gefühl. Dutzende Flüchtlinge an Bord zu nehmen, wenn nicht sogar Hunderte, bedeutet ein großes Risiko. Niemand kann sagen, ob die Situation außer Kontrolle gerät. Ich kenne den Fall eines Kapitäns aus Lübeck, der nach seiner Hilfsaktion von den italienischen Behörden wegen Menschenschmuggels angezeigt wurde. Der Prozess, der sich über Jahre zog, endete mit einem Freispruch, ruinierte ihn aber fast.

Wer wegsieht, muss später mit der Schuld leben. Das gilt nicht nur für die Seeleute auf dem Mittelmeer.

Kol / **26**

MEINE E-ZIGARETTE VERSENKTE ICH IM DOURO

Auch ein alter Seemann braucht mal Urlaub, in diesem Fall eine Flusskreuzfahrt von Porto bis Salamanca. Als Kapitän bin ich es gewohnt, alleine unterwegs zu sein, und war etwas skeptisch, weil es sich um eine Gruppenreise handelte. Um es vorwegzunehmen: Wenn ich gewusst hätte, was mich erwarten würde, hätte ich lieber ein Trockenfilzseminar der Emanzengruppe Altona gebucht.

Ich rauche viel. Aus Rücksicht auf Mitreisende kaufte ich also eine E-Zigarette und bezog eine Kabine ganz achtern, damit der Fahrtwind den Dampf nach hinten treiben würde. In meiner romantischen Vorstellung sah ich mich mit meiner E-Zigarette auf dem Balkon sitzen, ganz gemütlich die Landschaft beobachten, abends dann an Land mit den Einheimischen einen Plausch halten und ein Glas trinken. Es kam anders.

»Absolutes Rauchverbot«, fauchte mich die Reiseleiterin an. Aber, Moment, die E-Zigarette? »Verboten!« In weiser Voraussicht hatte ich ein paar Stangen echte Kippen und einen Klappaschenbecher im Gepäck. Die E-Zigarette versenkte ich im Douro.

Unser Schiff wurde von mehreren Bussen begleitet, in die wir alle zwei Stunden umstiegen, um Schlösser zu besichtigen. Und Kathedralen. Römische Trümmer. Die Reiseleiterin beschallte uns mit Jahreszahlen, in einer Lautstärke und Taktung, dass sich die Nordkoreaner nach dieser Foltermethode erkundigen werden.

Nach der ungefähr vierzehnten Kathedrale war es mir egal, ob Ulrich der Heizbare oder Isabelle die Gesiebte das Ding erbaut hatten. Schon sprang die Bustür zischend auf und alles hastete hinaus, um Fotos zu knipsen. Ich tröstete mich mit der Aussicht auf Schinken und Käse in einer Hacienda, begleitet von einer landestypischen Musiktruppe. Der Auftritt erinnerte mich frappierend an ein VHS-Seminar zu Ausdruckstanz. Dazu schlug ein dicker Kerl eine dicke Trommel, dass ich Angst vor einem Kabelbrand in meinen Hörgeräten bekam.

Ich überlegte eine Strategie: Wenn die Busladung ausstieg, ließ ich mich unauffällig ans Ende der Gruppe zurückfallen, schlug einen Haken, beschleunigte den Schritt, um mir im nächsten Café einen Espresso zu genehmigen. Mit dem Schiff fuhren wir nicht mehr viel, dafür mit dem Bus, was erträglich wurde, als ich meine Hörgeräte ausschaltete. Nur im Wallfahrtsort Fatima funktionierte meine Taktik nicht. Ich floh in bewährter Manier, doch fand ich nur Devotionalienläden, die mit Sonderangeboten warben: die Jungfrau Maria, stark reduziert, Jesus zum halben Preis und den Heiligen Sebastian in Gips gratis dazu. Ich war endgültig raus.

Kol / **27**

ICH OUTE MICH ALS SOZIALDEMOKRAT

Ich bin ein alter Seemann, Hanseat und oute mich hiermit als Sozialdemokrat. An dieser Stelle verkneife ich es mir, darüber nachzudenken, ob es für das heutige SPD-Spitzenpersonal, für diesen tropfenförmigen Gabriel oder Frau Nahles, die mich an eine chronisch mies gelaunte Erdkundelehrerin erinnert, unter Willy Brandt zur Mitarbeit im Büro gereicht hätte. Ich vermute, nicht mal zum Briefmarkenanlecken. Ich habe nichts gegen Streiks, im Gegenteil. Streiks sind wichtig, und intakte Gewerkschaften braucht es, um Arbeitgeber an etwas zu erinnern, das man früher »soziale Verantwortung« nannte. Hebammen, Kindergärtnerinnen, Krankenschwestern, Seeleute, Polizisten – sie alle leisten einen wichtigen Beitrag fürs Allgemeinwohl, bekommen dafür aber zu wenig Lohn und Anerkennung.

Doch was diese sogenannte »Gewerkschaft der Lokomotivführer« treibt, macht mich sauer. Ein Mini-Interessenverband stürzt ein ganzes Land tagelang ins mittlere Chaos, und dies bereits zum achten Mal, wenn ich richtig mitgezählt habe. Nun ist es ja richtig, dass man Leute, um auf ein Problem aufmerksam zu machen, aus der Komfortzone holt. Veränderungen lassen sich selten herbeistreicheln. Aber dermaßen rücksichtslos die eigenen Interessen durchzuprügeln? Auf Kosten der Passagiere?

Die Menschen haben ein gutes Gespür, worum es geht: um die Machtgelüste des GDL-Vorsitzenden Claus Weselsky, dem inzwischen selbst gesittete

Omas in den Briefkasten spucken möchten. Der Mann hat es geschafft, innerhalb weniger Monate einen Sympathiewert zu erreichen, der irgendwo zwischen Darth Vader und dem griechischen Finanzminister pendelt. Sollte seine Mission sein, als unbeliebtester Deutscher des neuen Jahrtausends prämiert zu werden, kommt der Mann mit dem sächsischen Akzent gut voran. Es steckt eben eine Menge Esel in WESELsky. Ich wünsche ihm, dass er bald abgesetzt wird und nur noch daheim mit seiner Lego-Lok Streik spielen kann.

Auf keinem guten Weg sind Millionen Bahnreisende, und mir tun auch jene leid, die sich auf verstopften Autobahnen Richtung Hamburger Hafengeburtstag quälen. Es ist wieder so weit, zum 826. Mal. Gedränge auf den Piers und Docks und im Hafenbecken, eine große Kirmes. Für mich ist das eigentlich nichts. Mein Tipp: Fahren Sie mal runter zu den Landungsbrücken, wenn der Zirkus vorbei ist. Nippen Sie an einem schwarzen Kaffee und sehen Sie den Schiffen hinterher. Kann ungemein entspannen.

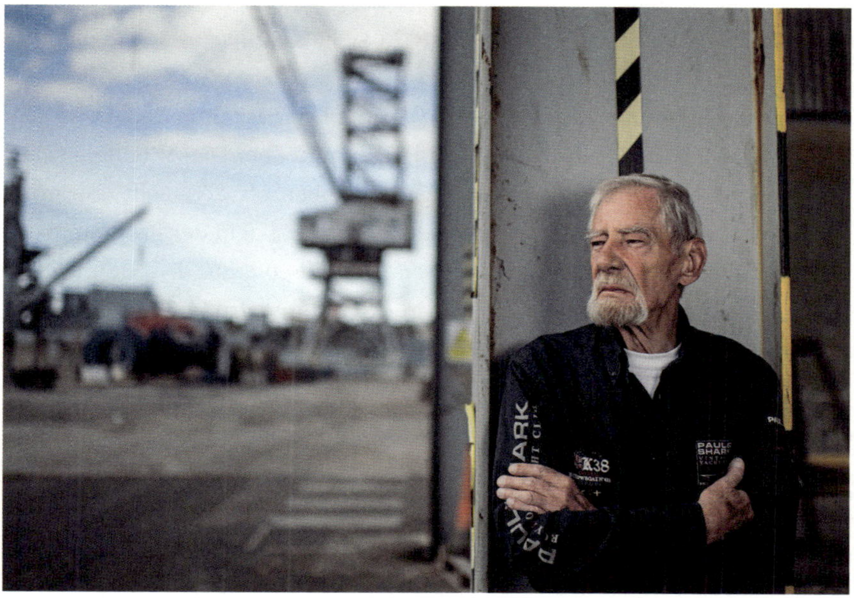

Kol / **28**

DEUTSCHLAND SUCHT DEN SUPERKRIMINELLEN

Für diese Kolumne verstoße ich gegen ein Prinzip. Ich hatte mir vorgenommen, Arschgeigen keinen Platz einzuräumen, doch in diesem Fall muss ich eine Ausnahme machen. Als ich in der MOPO über den Gewinner von *Deutschland sucht den Superstar* las, einen dicklichen Typen mit gezupften Augenbrauen, der Senioren über Monate hinweg schamlos betrog und abzockte, hat mich das beschäftigt. Weil mir diese Geschichte in vielerlei Hinsicht zeigt, was alles schiefläuft.

Über das Sendungsformat »DSDS«, das auf Erniedrigung, Häme und gruseliger Musik beruht, muss man nichts sagen und über Dieter Bohlen schon gar nicht, siehe Prinzip oben. Ich frage mich aber, ob RTL nicht überprüft, wen sie auf eine Bühne heben. Was geht in den Schädeln der Programmverantwortlichen vor? Die pummelige Schmalztolle, die ein bisschen trällern kann, hat Rentner in den Ruin getrieben – Schwamm drüber? Dass man hinterher mitteilt, ihm keine Werbebühne geben zu wollen, gibt dem Ganzen einen noch mieseren Geschmack.

Zur Gerichtsverhandlung erschien Severino Seeger nicht nur mit einem großen BMW, sondern auch mit Bodyguards. Er gab an, von seinen Cousins manipuliert worden zu sein und nicht gewusst zu haben, was er tat. Das legt den Verdacht nahe, dass sein IQ unterhalb seiner Körpertemperatur liegt. Ebenso regt mich das Urteil des Gerichts auf: ein Jahr und neun Monate auf

Bewährung, dazu eine Geldstrafe und Sozialarbeit. In einem Altenheim! Ich stelle mir das so vor:

»Heute machen wir nach der Sitzgymnastik Gedächtnistraining. Oma Meier, wissen Sie den Namen Ihrer Sparkasse? Fein. Was ist mit den PIN-Nummern Ihrer EC-Karten? Ja Mensch, toll, Oma Meier. Der liebe Severino sammelt die Karten nun ein und prüft mal schnell am Automaten, ob das auch wirklich stimmt. Es gibt auch ein Stückchen Kuchen extra!«

Severino im Seniorenheim – für wen die Strafe sein soll, frage ich mich. Was können denn die armen, alten Leute dafür? Ich hoffe, er singt wenigstens nicht. Gewerbsmäßiger Betrug einer Bande – kleine Bewährungsstrafe. Vielleicht noch einen VHS-Kursus dazu? Oder einen Gutschein beim Visagisten? Vor dem Eingang zum Gericht standen Mitglieder eines Fanklubs, verirrte junge Frauen, die Schilder hochhielten: »Wir lieben Dich!«, »Wir halten zu Dir!« Severino, ganz Vorbild, nahm sich die Zeit, vor der Verurteilung für ein Selfie zu posieren. Hat der Richter eigentlich nach einem Autogramm gefragt?

Ich sah diese Bilder, und ich fühlte mich alt. So unglaublich alt.

Kol / **29**

DIE SCHAMANEN VON PINNEBERG

In meiner MOPO las ich vor einigen Tagen vom internationalen Kongress der Engel in Hamburg. Geistheiler behaupten, dass Schutzengel über uns wachen, zu denen wir jederzeit Kontakt aufnehmen können, und es geht um den Energiefluss in den Organen. Uriel oder Karl-Heinz oder wie immer der Schutzengel heißt, der angeblich auf mich aufpasst: Junge, du tust mir leid. Mein Schutzengel raucht seit 62 Jahren passiv, hat wegen meiner Sauferei in Matrosenjahren heute bestimmt ein Leberproblem und muss sich ständig über böse Leserbriefe von Reedern ärgern.

Aber im Ernst: Ich habe mich umgesehen und bin irritiert, wer sich auf dem Markt der Wunderheiler und Profi-Esoteriker herumtreibt. Selbst die Volkshochschule Bahrenfeld kann es inzwischen mit jedem Ashram in Pune aufnehmen. Es gibt Kundalini-Yoga, das »Wellenreiten auf der Welle des Lebens«. Lach-Yoga zur Entspannung, Zhi-Yin-Yoga gegen Energieblockaden, Yoga für Schwangere, Yoga auf dem Fahrrad. Yoga in der Badewanne. Tai Chi und Chi-Yoga, wobei Letzteres klingt wie Essen 43 auf der Karte meines Lieblingschinesen.

Manche Esoterik-Kunden meditieren in alle Himmelsrichtungen, andere spüren Wasseradern unter ihrem Bett nach und tragen Armbänder aus Kupfer oder anderem Altmetall. Erstaunlicherweise finden sich noch immer Anhänger von Paul Gröning – ein Heiler, der selbst an Magenkrebs starb.

In Kleinanzeigen wird für das Reinigen der Aura, für Pendeln und die Herstellung positiver Energie geworben. Es existieren zwei Fernsehkanäle, auf denen Kartenleger und Hellseher ihre Dienste per Hotline anbieten, doch ich konnte nicht lange zuschauen, weil ich mich vor Lachen verschluckt habe.

Warum gibt es einen solchen Drang zum Übersinnlichen, frage ich mich. Sekten, Freikirchen und alle Sorten Spinner verzeichnen starken Zulauf, nur die traditionellen Kirchen nicht, denn die bleiben uncool. Vermutlich liegt es an der Unübersichtlichkeit unserer Welt. Suche nach einfachen Wahrheiten, Suche nach Halt, Suche nach Sinn – und wenn in Pinneberg eine Schule für Schamanismus eröffnet (kein Scherz), kann auch dies einen Ausweg bieten. Für mich sind auch diese radikalen Veganer, die darüber nachdenken, ob Tomaten es merken, wenn sie gegessen werden, eine okkulte Vereinigung.

Und dann gibt es noch eine große Ersatzreligion, den Fußball. Den Hinweis auf unerschütterliche HSV-Fans, die wieder eine Dauerkarte gekauft haben, verkneife ich mir an dieser Stelle. Doch Moment: An Bruno, den Schutzengel, glaube ich. Wegen mir kann nur das Relegations-Yoga in der kommenden Spielzeit ausfallen.

Kol / 30

DAS LEBEN IST KEIN KLIMATISIERTER STREICHELZOO

Stimmt die Wettervorhersage, dann schwitzen Sie gerade. Der heißeste Tag des Jahres soll heute sein, 38 Grad könnten es werden. Ich warte drauf, dass jemand von der »Sahara-Peitsche« oder von der »Killer-Hitze« schreibt. 38 Grad? Sonne? Super, früher nannte man es Sommer. Und achten Sie drauf: Es stöhnen garantiert dieselben Leute, die noch vor einer Woche klagten, dass es zu kalt und zu nass und überhaupt zu sibirisch ist. Meine Güte, das Leben ist kein Streichelzoo mit Klimaanlage! Machen Sie lieber einen Bogen um solche Miesepeter.

Über das Wetter zu motzen, ist ungefähr so sinnvoll, wie den Kopf immer wieder gegen eine Wand aus Zement zu hauen. Ich habe mir abgewöhnt, mich über Dinge aufzuregen, die ich nicht ändern kann. Wer indes die Kunst des Wetterjammerns meisterhaft versteht, sind unsere Landwirte. Ich muss einschränkend erwähnen, dass zwischen Seeleuten und Bauern eine tiefe, herzhafte gegenseitige Ablehnung besteht. Wir mögen uns einfach nicht. Nehmen Sie also nicht alles so ernst, was nun folgt.

Der Bundesbauernverband sollte sich in »Bundesbauernjammerverband« umbenennen. Immer ist irgendwas: Das Frühjahr war zu nass, der Sommer zu trocken oder umgekehrt, hinzu kommen böse Gewitter, Hagelschlag, Kälte, Erntesorgen, es wird auf einem Niveau gejammert, dass jeder Grieche neidisch wird. Aber haben Sie jemals erlebt, dass die Preise für Verbraucher sinken, wenn das Wetter optimal ist? Eben. Die Jammerei hat System, denn es gilt, Subventionen zu sichern. Jede Kuh in der EU ist mit knapp 800 Euro subventioniert, also mit unserem Steuergeld. In keinem Bauernkalender sollte daher die Weisheit fehlen: »Ist das Frühjahr warm uns nass / füllt die EU Scheun' und Fass.«

Ich werde mich heute mit einem Kaltgetränk und meinen Zigaretten auf die Terrasse setzen. Hitze kann mir wenig anhaben, seit ich als Matrose in Gaza eine Ladung mit Mehlsäcken abladen musste. Doppelzentner, bei 45 Grad im Schatten, und das Problem war: Es gab keinen verdammten Schatten. Unbeliebt war auch die Maloche auf einem Tanker, wenn wir mit Dampfschlauch und Gasmaske die Laderäume ausspritzten, bei mehr als 50 Grad. Das hielt niemand länger als fünf Minuten aus, und statt Wasser kippten wir Cognac, wenn wir zum Luftschnappen an Deck kletterten.

Genießen Sie die Zeit im Freibad, am Elbstrand oder irgendwo sonst im Schatten oder am Wasser. An alle Straßenbauer und Einsatzkräfte beim »Schlagermove«, wie diese seltsame Kirmes an den Landungsbrücken heißt: Haltet durch! Ein Bäuerchen zu machen, das gilt nicht.

Kol / **31**

IM BUS MIT DER GENERATION »DICKE EIER«

Als Kolumnist im fortgeschrittenen Alter bin ich stets in Gefahr, von kritischen Lesern als alter Sack und Moralist angesehen zu werden. Als Apostel mit Vorstellungen von vorvorgestern oder als greiser Nörgel-Otto. Doch das ist mir gerade herzlich egal.

Ich muss etwas loswerden.

Gestern fuhr ich mit der S-Bahn zum Einkaufen in die Innenstadt. Was ich erlebte, hat mich so sauer gemacht, dass ich mir wünschte, einige Jahrzehnte jünger zu sein, um den ein oder anderen Zeitgenossen zu schütteln. Im Bus fing es an: Eine gebrechliche Oma stieg ein, doch eine Gruppe Halbwüchsiger fläzte auf den Sitzplätzen – und meinen Sie, nur einer stand auf, um seinen Platz anzubieten? Ich erhob mich, bin ja erst 78. In der S-Bahn ging es weiter, als eine junge Mutter Probleme hatte, mit dem Kinderwagen einzusteigen. Früher war es selbstverständlich, dass ein, zwei junge Männer sofort herbeieilten. Doch heute? Die Umstehenden starrten in ihre Telefone, als zeige sich dort die Weisheit der Welt. Keine Reaktion, von niemandem, es war zum Fremdschämen. Überhaupt scheint die alte Regel, Passagiere erst aussteigen zu lassen, nicht mehr zu gelten: Alle drängeln durcheinander, unter Einsatz der Ellbogen. Hamburgs Ringer-Meisterschaften für geistig Arme, na vielen Dank.

Dieses rücksichtslose Verhalten gilt aber auch auf den Bürgersteigen. Ich habe noch gelernt, dass man rechts geht. Heute schiebt sich die Generation

»Dicke Eier« breitbeinig über den Gehsteig, auch dabei mit Blick aufs Mobiltelefon. Als ich probehalber einfach mal stehen blieb, mich grade machte und als »Wellenbrecher Schwandt« fungierte, hagelte es freche Kommentare: »Wieso springt Opa nicht zur Seite?«

Andere Zeitgenossen rotzen überall hin, als gelte es, ein Revier zu markieren. Von Zigarettenkippen, die durch die Gegend geschnippt werden, will ich gar nicht anfangen, und ja, ich bin wirklich in der Phase »grummeliger, alter Sack« angekommen. Was ich an Rücksichtslosigkeiten beobachte, ließe sich seitenweise kommentieren. Kleine Aufmerksamkeiten wie Türaufhalten, ein freundliches Dankeschön oder jemandem in die Jacke zu helfen, sind offenbar komplett aus der Mode gekommen. Dass einige Firmen Mitarbeiter, die ins mittlere Management aufsteigen wollen, zuerst in Benimmschulen schicken müssen, damit sie den korrekten Umgang mit Messer und Gabel lernen, ist aberwitzige Wahrheit.

Vielleicht sollte jemand eine Manieren-App fürs Mobiltelefon entwickeln, auf die alle jederzeit starren können. Sonst wird das nichts mehr.

Kol / **32**

MEIN TREFFEN MIT VIER BRÜDERN AUS DAMASKUS

In Hamburg gehen die Zelte aus, um Flüchtlinge in Notunterkünften unterzubringen. Im Westen der Stadt spielen sich hässliche Szenen ab, weil aufgebrachte Anwohner vor einer Unterkunft protestieren. Bilder, für die sich jeder echte Hanseat schämt. Und was machen zwei Senatoren der Grünen als ihre erste große Maßnahme im Amt? Sie weihen für viele Kameras eine »Vielfalts«- bzw. eine »Homo«-Ampel in der Innenstadt ein! Manchmal glaube ich, man muss Herz und Hirn an der Rathaustür abgeben, um in diesem Panoptikum mitwirken zu dürfen.

Ich erinnere mich besser, als es mir lieb ist, an meine eigene Flucht im Krieg. Man hatte meine Mutter, meine Geschwister und mich wegen der Bomben auf Sankt Georg in ein Dorf in Bayern gebracht, und kurz bevor die Amerikaner den Sektor an die Russen übergaben, liefen wir davon. Ich war acht Jahre alt, doch diese Wochen haben sich in mein Gedächtnis gebrannt. Mein Mitgefühl gilt allen, die vor Kriegen flüchten. Es ist unsere verdammte Pflicht, ihnen zu helfen.

Am Rande von Hamburg – den genauen Ort möchte ich nicht nennen, um die Jungs zu schützen – traf ich vier Brüder. Munzet (28), Mean (22), Mohanad (20) und Mohammad (15) haben es aus Damaskus zu uns in den Norden geschafft. Ihre Familie hatte Angst, dass sie zwangsweise von der Armee zum Kampf gegen Rebellen und IS rekrutiert werden könnten, und kratzte alle Ersparnisse zusammen. 15 000 Euro bezahlte man den Schleusern, die sie durch die Gefechte und unter dem Heulen von Kampfjets über die Grenze der Türkei transportierten. Von dort fuhren sie in einem Schlauchboot, das Luft verlor, mit mehr als vierzig anderen über das Mittelmeer nach Griechenland. Die letzten hundert Meter halfen sie Frauen und Kindern, die um ihr Leben schwammen.

In Mazedonien wurden sie von der Polizei verprügelt, in Serbien lebten sie eine Zeit lang in einem Versteck im Wald. Fünf Monate dauerte ihre Reise insgesamt. »Wir sind hier freundlich aufgenommen worden«, erzählte mir Munzet, der Älteste, ein Koch. Trotzdem ist die Lage schwierig: Er vermisst seine Frau und sein Baby, der jüngste Bruder, Mohammad, denkt oft an die Mutter. Ich habe im Gespräch eine Mischung aus Hoffnung, Sorge und Heimweh gespürt. Wir unterhielten uns auf Englisch und auf Deutsch, weil die Jungs jeden Tag lernen. Es sind gebildete junge Männer, höflich, zwei von ihnen studierten, als der Bürgerkrieg ausbrach. Ihr Traum: ihre Familie wiederzusehen. Ein normales Leben. »Ich möchte so gerne arbeiten«, sagte Munzet. Wir haben ausgemacht, dass wir in Kontakt bleiben. Ich will sehen, ob und wie ich ihnen helfen kann.

Kol / 33

MULLAH GABRIEL UND DIE FOLTERKNECHTE DER SPD

Wenn man heute jemandem erzählt, dass man SPD-Wähler ist, sehen einen die Leute so komisch an, als habe man schlimmen Mundgeruch oder sei gerade mit dem Auto in ihrem Vorgarten gelandet. Ein Hauptgrund dafür ist die sogenannte Parteispitze, allen voran Sigmar Gabriel, der Harzer Roller, in der Funktion des Wirtschaftsministers. Was er in dieser Woche im Iran trieb, sorgte bei mir für akuten Bluthochdruck.

Vorweg eine Anmerkung für die jüngeren MOPO-Leser, denn die können sich bestimmt nicht daran erinnern, was die SPD einst mal war: die Partei des kleinen Mannes, die Arbeiter schützen wollte vor Ausbeutung und Willkür, die das Streikrecht durchsetzte und wie keine andere für Demokratie und Menschenrechte stand.

Sigmar Gabriel also reiste zu den Mullahs in den Iran, als erster Spitzenvertreter einer westlichen Regierung nach dem Atom-Abkommen mit den USA (ein Deal, den manche »historisch«, andere hingegen »idiotisch« nennen). Unser Vizekanzler lachte viel in Kameras, war gut drauf und sagte diesen Satz: »Ich habe den Eindruck, bei alten Freunden zu sein, als sei in den vergangenen Jahren nichts geschehen.« Es macht Sinn, dass Gabriel Teile seines Gedächtnisses komplett auszuschalten vermag, denn anders ist es nicht zu erklären, dass er trotz der desolaten SPD-Wahlergebnisse noch im Amt ist.

Dass in den vergangenen Jahren im Iran nichts geschehen ist, kann man nicht behaupten. 1663 Menschen wurden laut Amnesty International von 2007 bis 2012 hingerichtet, viele von ihnen öffentlich. Was wir im Fußball sind, sind die Iraner im Foltern. Mädchen sind ab neun Jahren strafmündig, Jungen ab 15 – auch für sie gelten Strafen aus dem Mittelalter. Man schätzt, dass seit der Machtübernahme der Mullahs mehr als 4000 Homosexuelle ermordet wurden. Der Iran verfolgt das Ziel, Israel zu vernichten, und seine Spitzenvertreter leugnen den Holocaust.

Dies also sind unsere »alten Freunde«. Wirklich?

Die letzten Krümel von Integrität gehen verloren, wenn man Mullahs neue Autos oder andere Technologie andrehen kann. Ich habe mir ausgemalt, wie Herbert Wehner und Willy Brandt Pirouetten in ihren Gräbern drehen. Schiebt sich Helmut Schmidt eigentlich Cannabis in seine Mentholkippen, um das noch auszuhalten? Meine Hoffnung ist, dass sich Gabriel verhält wie Gerhard Schröder, unser lupenreiner SPD-Ex-Kanzler, der weiß, wie der Rubel rollt. Im Iran wird bestimmt irgendwann eine Stelle frei. Als Folterknecht der eigenen Leute hat Gabriel jedenfalls Erfahrung.

Kol / 34

AUF DER FÄHRE DER HARTEN TRUCKER

Ich bin immer gerne auf See, egal, auf welchem Schiff, ganz egal, wohin die Reise geht. Die See ist mein Zuhause. Ich fühle mich wohl auf den Wellen, ich kann frei durchatmen, ich bin ein anderer Mensch. Vergangene Woche fuhr ich von Kiel nach Klaipėda in Litauen, auch, um an meinem Buch zu arbeiten, das im kommenden Frühjahr bei Ankerherz erscheinen wird. Das passte: Von echter Arbeit war auf der Fähre *Victoria Seaways* viel zu spüren. Die meisten Passagiere an Bord waren Trucker.

Stämmige Kerle, breit mal hoch gebaut, mit rasierten Schädeln und mächtigen Armen, und sie trugen alle, als gäbe es einen offiziellen Dresscode, ärmelloses T-Shirt, Bermudashorts und Plastiklatschen. Ich mischte mich unter sie, wenn wir an Deck rauchten. Am Abend kauften sie an der Bar Plastikschalen mit einem merkwürdigen Inhalt, es sah aus wie vergammelte Chips. Ich fragte einen Trucker, was drin sei: »Knoblauchbrot, Käse, frittierte Schweineohren«, antwortete er. »Wollen Sie etwas abhaben? Schweineohr?« Ich lehnte dankend ab.

Zu meiner Zeit als Matrose, Anfang der 1950er-Jahre, war ich zwei Jahre lang mit kleinen Schiffen auf der Ostsee unterwegs gewesen, in so ziemlich jedem Hafen, doch Klaipėda kannte ich noch nicht. Die Stadt hat mir gut gefallen, nicht nur, weil das große Seefest in der Altstadt und auf den Docks gefeiert wurde. Zwischen den Kränen spielte Musik, es wurde getrunken und gelacht, die Leute hatten sich stadtschick gemacht und es schien ein warmes Abendlicht. Kaum eine Hausfassade, die noch die Spuren des Kommunismus aufweist, und die meisten Straßen hätten auch in Hamburg sein können, nicht in Pöseldorf, aber in Altona. Angenehm also.

Das Beste der Reise aber war die Passage zurück nach Kiel. Ein Sommersturm zog auf, Windstärke 9, und die Fähre schob sich durch die kurzen, harten Wellen der Ostsee. Ich habe lange nicht mehr so gut geschlafen wie in dieser Nacht. Endlich wieder Seegang! Ausgerechnet auf der Ostsee, die bei uns Seeleuten spöttisch »Badewanne« genannt wird. Sturm auf See – wie hatte ich das vermisst! Ich stand stundenlang an Deck, ließ mir den Salzgeruch um die Nase wehen, rauchte und sah auf die Wellen. Wer das Meer liebt, der sieht keine Fläche, sondern eine Landschaft in blau und grau, die sich ständig verändert, in jeder Minute. Das Licht ist anders, die Farben des Wassers wechseln, die Wolkenformationen auch. Mir wird das nicht langweilig, nie, und als die Kieler Förde in Sicht kam, hätte ich manches dafür getan, um gleich weiterfahren zu können.

Sogar eine ganze Schale Schweineohren hätte ich dafür geknabbert.

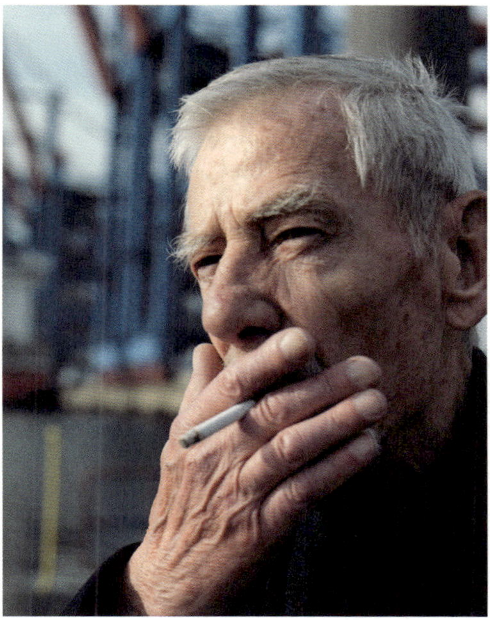

Kol / **35**

MOIN MANCHESTER UNITED, I AM YOUR BUSFAHRER

Die Bundesliga spielt wieder, und normalerweise geht mir das an meinem alten Seemannsmors vorbei. Diesmal aber gibt es einige Dinge, die mich interessieren. Ich habe gelesen, dass die englischen Vereine, die durch einen neuen Fernsehvertrag noch reicher als Dagobert Duck geworden sind, in der Bundesliga auch die fußlahmen Krücken von der Ersatzbank wegkaufen.

Manchester United oder wegen mir auch West Bromwich Albion: Moin, Sportsfreunde, here I am! Als großväterlicher Berater oder Busfahrer vielseitig einsetzbar. Ich hab' schon ganz andere Kähne sicher geparkt, und wenn die Diven in kurzen Hosen den Sportwagen zerlegen oder anderweitig zicken, mache ich gerne den Sammer vom Dienst. Die Ablöse müssen Sie allerdings mit meiner Frau Gerlinde aushandeln. Ein Schnäppchen bin ich nicht, damit das klar ist.

Ich mag Neiddebatten nicht und gönne jedem alles, aber wissen Sie, was Bastian Schweinsteiger bei Manchester United verdient? Mindestens zehn Millionen Euro im Jahr (andere Quellen behaupten sogar: 18 Millionen Euro), plus ein »Handgeld« von vier Millionen. Was Kanzlerin Angela Merkel im Jahr erhält, bekommt er in nicht ganz einer Woche. Aber klar, was sind schon die Problemchen der Weltpolitik gegen Dribblings im defensiven Mittelfeld.

Was die Spieler des HSV beziehen (ja, ich sage bewusst nicht: »verdienen«), fand eine Spaziergängerin unter der Woche ja in einem Rucksack im Park. In

Kombination mit Fanartikeln, die Tribünen in Berlin zeigen, und lappenartigen Niederlagen gegen Viertligisten ist somit geklärt, wofür der Klassenerhalt gut war. Jeder Verein erzählt doch eine Geschichte: Die Bayern sind die ewig Erfolgreichen, die Darmstädter die krassen Außenseiter, die Bremer bleiben doofe Langweiler, die Hoffenheimer mag keiner – und wir Hamburger sind eben für die Abteilung Heiterkeit und Klamauk zuständig.

Worauf ich in der *Sportschau* achten werde, sind die Tattoos. Früher waren nur wir Seeleute gezeichnet, was gleichbedeutend mit »asozial« war. Heute sind die nicht-tätowierten Fußballer regelrechte Exoten. Beeindruckend ist dieser Arturo Vidal von Bayern München, der mich an eine grätschende Tintenpatrone erinnert. Ich frage mich zudem, wie viele Stunden er täglich beim Friseur verbringt. Strähnchen und Sternchen und so viel Schmuck – noch ein Röckchen dazu und der Kollege taugte für die Reeperbahn. Aber ihm kann alles egal sein, denn auch hier habe ich nachgerechnet: Während drei Stunden »Haareschön« verdient er (Jahresgehalt: 6,5 Millionen Euro) als Lümmel auf dem Frisörstuhl mehr als ein Hafenarbeiter für einen Monat Maloche. Olé.

Kol / **36**

MEINE WASCHMASCHINE HATTE OFT MIESE LAUNE

Unsere neue Waschmaschine wurde in dieser Woche geliefert. Als ich in der Betriebsanleitung blätterte, für die man ein Volldiplom in Raketentechnologie benötigt, dachte ich an früher. Meine Waschmaschine hatte damals zwei Hände und am Waschtag garantiert schlechte Laune. Oma Emma, sonst eine gutherzige Frau, mochte es gar nicht, den Kohleherd anzuzünden und den großen, verzinkten Waschkessel aufzusetzen. Sie kochte die Klamotten im wahrsten Sinne, erst weißes Zeug, dann Buntes, ganz zum Schluss die fiesen Socken, und in der Küche hing dichter Nebel. Als Kind faszinierte mich die Konsistenz diese Lauge. Als ich größer war, traute ich mich, Oma zu fragen, ob sie auch ihre Suppen daraus braute. Sie wurde mächtig böse.

Ich wurde Matrose und verließ Sankt Georg, und es begann die Zeit als Selbstversorger. Hatten wir ein Loch in den Socken, war das kein Problem, denn die Kunst des Stopfens beherrschten wir: Wir schoben die schmutzige Kleidung oft komplett aus dem Bullauge. Süßwasser gab es auf den Segelschiffen nur zum Kochen, und wir fragten bei Landgängen nach einem Eimer, um unsere dreckige Arbeitskleidung einzuweichen. Meist gab es dann aber wichtigere Dinge zu erledigen – Feiern, Frauen, Trinken, dann wieder von vorne –, und so standen die Wäscheeimer in einer Ecke herum, bis sie einen unappetitlichen Anblick boten. Wurde es richtig schlimm, garnierten die Kollegen die Biobombe mit Zwiebelringen und Lorbeer, als letzte Warnung, bevor sie alles über Bord kippten.

Als Leichtmatrose fuhr ich auf einem kleinen Küstentanker, ein ehemaliges Versorgungsschiff der Kriegsmarine. Wir transportierten Speiseöle, unter anderem Walöl, das wir direkt vom Mutterschiff der dänischen Walfangflotte im dänischen Esbjerg übernahmen. Damit fuhren wir über Rotterdam den Rhein hoch, bis zu einer Margarinefabrik nach Monheim, ein Städtchen kurz hinter Düsseldorf. Ein Matrose brachte mich auf eine grandiose Idee, wie wir uns das lästige Reinigen sparen könnten: Aktion »Rein durch den Rhein!« Ich band also meine Hose an einer Wurfleine fest und ließ sie achteraus durchs Wasser ziehen. Die Schraube wirbelte das Wasser auf, sah alles ganz richtig aus. Doch als ich die Hose abends wieder an Bord zog, gab es eine schmierige Überraschung: Eine zentimeterdicke, übel riechende Fettschicht überzog den Stoff. Durch die anliegenden Raffinerien und Chemiefabriken war der Strom komplett verdreckt. Nun fiel mir auf, dass das Wasser in bunten Farben schimmerte, wie ein großer Malkasten. Von wegen Rhein. Es war ein großer, stinkender Abfluss.

Kol / **37**

JEDER HAT DIE WAHL: ARSCHLOCH ODER HANSEAT

Mein Vater war ein hoher Nationalsozialist und blieb auch nach Kriegsende ein ewiger Verlierer. Fotos von Leichenbergen in den befreiten Konzentrationslagern bezeichnete er als Fälschung. Meine Mutter war eine Mitläuferin und Sympathisantin. Es gab daheim oft hitzigen, lauten Streit. Ich musste meine Eltern konfrontieren, und ihre Haltung war ein Grund, warum ich früh von zu Hause ausriss und zur See fuhr. Weit weg. Ich habe mich oft geschämt.

Ich war neun Jahre alt, als der Krieg endete. Heute bin ich 79. Ich sehe die Bilder von Heidenau und anderswo, und ich schäme mich wieder. Hört das denn nie auf? Wieder brennende Unterkünfte, tägliche Überfälle, wieder »Deutschland den Deutschen«. Wieder dieses »Ich habe ja nichts gegen Ausländer, aber ...«, auch im Kleinen, beim Bäcker, in der Straßenbahn. Ich dachte wie viele andere, diese Zeiten seien vorbei. Sommermärchen? Es ist ein Sommeralbtraum und ich spüre kalte Wut.

Es gibt andererseits auch so viele Bürger – und es ist insgesamt die große Mehrheit! –, die Flüchtlingen aus Kriegsländern wie Syrien oder Afghanistan helfen wollen. Wir alle müssen aufstehen, von Anfang an Stellung beziehen, auch in der Straßenbahn und beim Bäcker, überall dort, wo wir mit rechten Sprüchen konfrontiert sind. Und es wird höchste Zeit, dass der Rechtsstaat endlich handelt und sich wehrt. Dass Staatsanwälte ihren Job machen und Richter Strafen verhängen. Wie viele Verhaftungen gab es in Heidenau?

Keine! Wie lange gingen die Rechtsextremen, die in Berlin eine ausländische Familie bedrohten und anpinkelten, in Haft? Nicht mal ein paar Stunden! Auch dies ist ein Skandal. Ich erwarte von unseren Politikern, dass sie klare Kante zeigen. Als Sigmar Gabriel, ansonsten Allesversteher von der SPD, den Mob von Heidenau als »Pack« bezeichnete, wurde er von manchen kritisiert. Ich finde, er ist so deutlich geworden, wie er konnte. Gut so.

Ich war viele Jahrzehnte auf allen Meeren und in vielen Häfen unterwegs. Ich habe gelernt, dass es überall gute Menschen gibt und überall Arschlöcher, unabhängig von Nationalität, Religion und Rasse. Dass es in Hamburg so große Unterstützung für Flüchtlinge gibt, dass so viele spenden und sich kümmern, freut mich. An die Adresse der feinen Harvestehuder, die gegen das Heim in ihrem Viertel klagten, und an jene Jenfelder, die vor den Zelten dumpfes Zeug pöbelten: Ihr seid für mich keine Hanseaten. Bei uns hilft man Menschen in Not und verhält sich so, wie es ein Facebook-Freund auf meine Seite postete:
»Was sagen Sie als Hamburger eigentlich zu den ganzen Flüchtlingen hier?«
»Ich sage Moin und nicke. Man will ja nicht aufdringlich wirken.«

Kol / **38**

WERFT EINFACH DIE SCHWIEGERMUTTER RAUS

Ich mag es, wenn sich Paare das Versprechen der Ehe geben. Die Liebe mit viel Schmackes zu feiern, ist eine feine Sache, da bin ich ganz altmodisch. Nichts geht über eine schmalzige Hochzeit und ein rauschendes Fest. Was mich allerdings irritiert, ist der Drang mancher Leute, daraus ein »Event« machen zu müssen. Kitsch in Las Vegas ist Kinderkacke dagegen: Manche heiraten auf zwei Motorrädern, mit Elvis-Imitatoren in Graceland, mit Skorpionen im Mund, auf dem Rücken eines Elefanten im Urwald, mit einem Delfin im Nichtschwimmerbecken, in einer U-Bahnstation (die »Ewige Treue« heißt) oder auf einem Baukran in München. Ganz Verwegene haben sich in einer Straßenbahn getraut, in Kassel, und auf die Idee muss man auch erst mal kommen.

Heiraten kann man heute in allen Elementen. In einem Segelflugzeug beispielsweise, wobei der Pastor selbst am Steuer sitzt. Angeboten werden Hochzeiten mit Fallschirmsprung – als Ja-Wort genügt dann ein einfaches Nicken. Die Symbolik passt, denn rein statistisch wird jede zweite Ehe wieder geschieden: Von der ersten Sekunde befindet sich die Angelegenheit im freien Fall. Sollte sich der Schirm verheddern, ist der Pastor auch gleich zur Stelle, wie praktisch. Deutlich gemütlicher geht es in einem fahrenden Heißluftballon zu, was für Menschen mit Höhenangst nicht unbedingt ratsam ist. Verliert das Ding über schwierigem Terrain an Höhe, gibt es endlich eine Gelegenheit für die Schwiegermutter, sich nützlich zu machen.

Jeder muss im Leben irgendwann Ballast abwerfen. In Hamburg sagt man: »Tschüs.«

Die Betreiber eines schwedischen Silberbergwerks bieten an, tief unter der Erde »Ja« zu sagen. Für manchen Gatten gleich ein vertrautes Gefühl: Willkommen in der Mine, Junge. Unter Wasser und in voller Tauchermontur das Versprechen zu geben, bietet den Vorteil, dass sich niemand Gedanken über die Wahl des Hochzeitskleides machen muss und die Trauzeugen ruhig die Eheringe vergessen können. Sich anschließend aus dem Neoprenanzug zu pulen, ist hingegen weniger sexy.

Beliebt sind Hochzeiten auf alten Leuchttürmen, wie romantisch, nur nicht für Asthmatiker und Kettenraucher. Traditionssegler stehen hoch im Kurs, zumindest so lange, wie die See ruhig ist. Sonst wird es eine Zeremonie, die viele Gäste zum Spucken finden. Auf der Karibikinsel St. Lucia geht man einen Schritt weiter: Zur Verfügung steht das Schiff, auf dem Johnny Depp alias Captain Jack Sparrow im Hollywoodfilm durch die Gegend schipperte. Bleibt zu hoffen, dass aus dieser Ehe kein »Fluch der Karibik« wird.

Kol / 39

VOLKSWAGEN, SONDERMODELL FIFA

Ich bin mit Volkswagen erwachsen geworden. Meinen Führerschein machte ich 1958 mit einem Käfer, bei dem man vor jedem Schalten Zwischengas geben musste. Kupplung treten, Gang raus, Kupplung loslassen, einmal kurz aufs Gas, wieder Kupplung treten und erst dann den nächsten Gang einlegen, sonst krachte es mächtig im Getriebe. Ich trat mehr, als ich lenkte.

Mein erstes eigenes Auto war ein VW Käfer Standard (mit synchronisiertem Getriebe). Das Fahrzeug hatte noch Trommelbremsen, die vom Pedal mittels Seilzug betätigt wurden – die Treterei ging weiter. Dann leistete ich mir einen VW Käfer 1302 Export, blaumetallic, ein geradezu luxuriöses Auto. Schöne Touren habe ich damit gemacht, im Urlaub quer durch die ungarische Puszta, mit der Fähre nach Helsinki. Zuverlässige Technik, die mich nie im Stich ließ. Danach fuhr ich den VW Kübel, bei dem man die Windschutzscheibe wegklappen und die Türen aushängen konnte. Ein robustes, spartanisches Fahrzeug, dem ich noch heute nachtrauere.

Warum erzähle ich das? Ich bin sentimental. Was ist nur aus meinem Volkswagen geworden? Was aus dem Prädikat »Made in Germany«? Statt deutscher Ingenieurskunst Tricks wie von albanischen Hütchenspielern. Der Abgasskandal wirkt so ungeheuer: ungeheuer teuer und bescheuert. Glaubten die Manager wirklich, damit durchzukommen? Wie viele hundert Menschen bei VW und in den Zuliefererfirmen wussten davon? Modelle mit einer Software auf den Markt zu bringen, die gezielt betrügt, zeugt von einer enormen kriminellen Energie. Woran es liegt, ist offensichtlich: Die Gier ist schuld. Der Wille, größter Autobauer der Welt zu werden, um jeden Preis. Gewinnoptimierung ist die Losung, und »menschlicher Anstand« für manche Vorstände und Aufsichtsräte erstrebenswert wie eine Magendarmgrippe.

VW-Chef Martin Winterkorn ist zurückgetreten, was denn sonst, aber die Folgen werden wie immer die Arbeiter und kleinen Angestellten bezahlen, wenn Einsparungen und Entlassungen anstehen. Und alle, die irgendwie mit deutschen Autos zu tun haben, denn der Schaden für den Ruf lässt sich gar nicht ermessen. Winterkorn hingegen stehen 26 Millionen Euro Abfindung zu, nach einem Jahresverdienst von 16 Millionen Euro. Grandiose Arbeit muss eben spitzenmäßig bezahlt werden. Eine Organisation, auf deren Chefetage Verkommenheit und Geldgier ähnlich verbreitet sind, ist die FIFA. Vielleicht eine Idee für ein Golf-Sondermodell: der neue Blatter GTI. Korruption auf allen Zylindern, die Anzeige markiert nur, was man sehen will, und der Verbrauch liegt offiziell bei einem Liter.

Kol / **40**

WIE ICH IM SIMULATOR MEINE EHRE RETTETE

Ich habe eine Hafenpier in Hamburg um fünfzig Meter nach hinten versetzt und das Kreuzfahrtschiff MS *Europa* ziemlich souverän versenkt. Aufmerksame Leser meiner Kolumne erinnern sich an das Fiasko, das ich vor einigen Monaten im Simulator des Internationalen Maritimen Museums erlebte. Der Gipfel war, dass sich Zuschauer an Deck befanden und einer laut anmerkte: »Damals war das Personal schon besser.« Es war mir ziemlich peinlich.

Mit gemischten Gefühlen nahm ich also die Einladung der Firma ckk aus Buxtehude an. Dort steht ein Simulator, gegen den das Ding aus dem Museum wie eine niedliche Spielkonsole anmutet. Das Monstrum in Buxtehude ist maßstabsgetreu einer echten Brücke nachempfunden, acht Meter breit, mit einer Nock, und die Fenster sind komplett mit Bildschirmen ausgekleidet. Alles sieht teuflisch realistisch aus, und ich glaube gern, dass schon einige Herrschaften seekrank wurden. Offiziere einer Reederei werden an dem Gerät, das mehr als 2,5 Millionen Euro kostete, geschult – und Führungskräfte aus der Wirtschaft trainieren ihr »Teamwork«, wie es Neudeutsch heißt. Für mich ging es um meine Ehre als Kapitän.

Mein Schiff war ein Containerfrachter, 168 Meter lang, und die Übung, die man in die zwölf Rechner programmierte, eine Passage durch das Südchinesische Meer, Richtung Hongkong. Bei schlechtem Wetter, klar Freunde, so viel Spaß muss der alte Kerl haben. Ich erzählte, um von meiner Nervosität

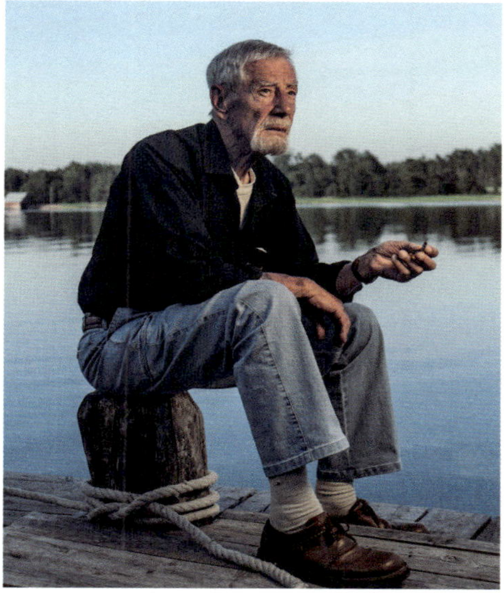

abzulenken, dass ich mit einem Magnetkompass angefangen hatte, worauf mich alle wie einen lebenden Dinosaurier ansahen, dann ging es schon los. »Jesusmaria«, entfuhr es mir, denn es herrschte mehr Verkehr als in meinem Lieblingspuff in der Karibik. Von allen Seiten schoben Schiffe heran, und besondere Probleme machten mir Dutzende kleine Fischerboote. »Realistische Kulisse«, raunte mir einer aus dem Simulator-Team zu, »so ist das heutzutage.«

Ich fahre alle zwei Jahre auf einem Frachter als Passagier, um ein Ohr in der Seefahrt zu behalten, aber nicht im Südchinesischen Meer. Ich setzte das Fernglas an – ja, das geht in diesem Simulator – und dann gab ich dem Kerl am Ruder Befehle: »Zehn Grad Backbord, zwanzig Steuerbord, Maschine halbe Fahrt, dieser Süßwasser-Matrose, wo kommt der denn her, Teufel und Axt?«

Je länger die Fahrt dauerte, desto ruhiger wurde ich. Die Brücke kam mir vertraut vor, ich kapierte, wie das Schiff reagierte. Nämlich wie die »MS Angela Merkel«, stoisch, gelassen und wenig windanfällig. Nach einer halben Stunde war ich am Ziel. Kein Schiff versenkt. Nicht mal ein Fischerboot.

So Freunde, mein Seefahrtsbuch liegt bereit.

Wo kann ich anmustern?

Kol / **41**

HAMBURG OHNE ECHTE HAMBURGER

G

»Gentrifizierung« ist als Begriff mit dem Buchstaben »G« ungefähr so beliebt wie Genmais, Genitalpilz oder Gonorrhoe. Was es bedeutet, wenn ein Stadtteil, der einst ein Viertel für Arbeiter und Geringverdiener war, plötzlich als schick gilt, musste nun einer meiner Freunde erfahren. Heinz lebte 31 Jahre lang in einem Altbau in Ottensen, in der Fischers Allee. Architektonisch schöne, wenn auch simpel ausgestattete Häuser aus der Gründerzeit. Die Decke mit Stuck, die Wohnung ohne jeden Luxus, die Mieten günstig. Heinz fühlte sich wohl – und dachte, er könne nahe der Elbe seinen Lebensabend verbringen. Doch dann wurde das Haus verkauft.

Der neue Eigentümer teilte das Gebäude in neue Einheiten, baute schicke Badezimmer ein und modernisierte fleißig. Wie schön, dachten die Hausbewohner, doch dann kam Post: Die Mieten stiegen heftig. Einige zogen freiwillig aus, andere streiten noch. Im Falle meines Freundes Heinz, den Dinosaurier-Dauermieter aus der dritten Etage, zog der neue Hausbesitzer eine andere Karte. Er klagte auf Eigenbedarf. Heinz nahm sich einen Anwalt, doch Recht bekam er nicht. Er musste ausziehen.

Nun wohnt er auf Sankt Pauli, in einer kleinen Wohnung. Heinz ist 69 und eine Frohnatur, ein Typ, der sich nicht so leicht unterkriegen lässt. In den Wochen nach dem Umzug ging es ihm schlecht – er vermisste seine vertraute Umgebung, die Nachbarn, seine Kumpel, das Café um die Ecke.

Einen alten Baum sollte man nicht mehr entwurzeln und irgendwo neu einpflanzen.

Nun gibt es aktuell gewiss größere Probleme in der Welt, doch die Frage, wie wir mit dem immer knapperen Wohnraum in unserer Stadt umgehen, beschäftigt mich. Welcher Hamburger – außer Bankräubern und Immobilienhaien – kann sich Hamburg noch leisten? Dass wir in der beliebtesten Stadt Deutschlands wohnen (hat eine aktuelle Umfrage ergeben): toll. Aber welchen Preis zahlen wir für die Beliebtheit? Und für den Mangel an sozialem Wohnungsbau? Selbst im recht armen Sankt Pauli sind die Mieten auf bis zu 14 Euro den Quadratmeter gestiegen. Von den feinen Vierteln an Alster und Elbe will ich gar nicht anfangen, da bleiben Bankräuber und Immobilienhaie längst unter sich.

Wozu es führt, wenn alleine die Gesetze der Gier den Wohnungsmarkt bestimmen, sieht man auf der Insel Sylt. Sobald das Wetter kalt wird, stehen ganze Dörfer leer. Einige Ortschaften erinnern in den Wintermonaten an finstere Geisterorte, in denen abends kein Licht mehr brennt. Die echten Insulaner – gibt es kaum noch auf der Insel.

Ist das auch die Zukunft für unsere Stadt? Ich mag mir das nicht vorstellen.

Kol / **42**

ANGSTHASEN UNTER SCHWARZ-ROT-BRAUN

Ich möchte heute über die Angst schreiben. Angst ist ein großes Wort in diesem Herbst. In Dresden haben Menschen, die in einem Bundesland mit einem Ausländeranteil von 2,2 Prozent (!) leben, noch immer und immer mehr Angst vor Überfremdung. Andere haben Angst um ihr »Vaterland« und nennen sich »Patrioten«, die »ihr Land« vor den Flüchtlingen »schützen« müssen. Als sich ein Reporter unter die Angsthasen mischte und wissen wollte, woher die ganze Angst kommt, wurde er geschlagen.

Ich glaube nicht, dass diese Leute Angst haben. Ich vermute, dass sie Argumente suchen, ihren Scheiß zu rechtfertigen, von dem sie ahnen, dass er nicht zu rechtfertigen ist: ihre Kleinkariertheit, ihren Neid, ihre plumpe Ausländerfeindlichkeit. Neid auf »die da oben«, Wut über das eigene Versagen. Leute, die seltsam unzufrieden sind und nicht ahnen, wie froh sie sein sollten. Leute, die ihren Namen nicht unfallfrei schreiben können und auf Facebook Flüchtlinge in Konzentrationslager wünschen. Auf meiner eigenen Facebook-Seite hatte ich auch so einen »besorgten Bürger«, der es schaffte, in zehn Wörter fünf Rechtschreibfehler einzubauen. An seiner Stelle wäre ich auch »besorgt«, dass ihm ein Flüchtling den Job wegnimmt: Jeder Fahrradständer könnte das.

Die Partei, die mit diesen Ängsten spielt und sie schürt, nennt sich »Alternative für Deutschland«, schon der Name ist ein Scherz. Wie sollen wir uns denn alternativ nennen? »Schland«? Im Ernst: Der Auftritt dieses Herrn Höcke in der Talkshow von Günther Jauch, bei dem er sogar eine Nationalflagge entrollte und als Ärmelschoner verwendete, hat mich zunächst belustigt und dann verärgert: »Tausend Jahre Deutschland« würden »vernichtet« werden, unkte er, »Liebe zum Vaterland« treibe ihn an, und dies trug Höcke mit einem seltsamen Herrenmenschen-Tremolo vor, das an Aufnahmen aus dem Sportpalast erinnert.

Wie tief sind wir wieder gesunken, wenn im Jahr 2015 ein Westentaschen-Goebbels im Fernsehen seinen Unfug verbreitet? Tausende wackeln einem vorbestraften Kleinkriminellen namens Bachmann hinterher, der einen abgehalfterten, offenbar wirren Autor von Katzen-Romanen einlädt. Dieser wiederum bedauert, dass hierzulande die KZ geschlossen sind. Dresden ist die Hauptstadt von Absurdistan. Noch alles heil, Höcke?

Angst macht mir das alles nicht. Ich denke, dass ein Sturm aufzieht, und immer dann, wenn ein Sturm aufzieht, muss man wachsam sein. Auch und gerade eine Demokratie muss sich wehren. Wir als Hamburger haben schon viele Stürme erlebt, und ich bin sicher, auch mit diesem werden wir fertig.

Kol / **43**

IN DRESDEN IST MONTAGS HALLOWEEN

Heute ist Halloween, dieses Brauchtum, das von irischen Auswanderern einst in die USA mitgebracht wurde und vor ein paar Jahren nach Europa zurückkehrte. Ich kann mit solchem Schnickschnack wenig anfangen, habe aber gehört, dass Kinder daran Freude haben. Sofern man unseren Lütten auch erklärt, was der Reformationstag bedeutet, dass Ostern nur dekorativ mit Schokoladenhasen zu tun hat und Weihnachten keineswegs von weißbärtigen Senioren in Cola-Lastern erfunden wurde, soll es mir recht sein.

Zur Halloween-Nacht gehört, dass sich Menschen verkleiden und grauenvolle Dinge von sich geben, um andere zu erschrecken. Dresdner kennen das: Bei denen ist neuerdings jeden Montag Gespenstertreff für empathisch Zurückgebliebene. Ist eine örtliche Spezialität. In allen anderen deutschen Städten, vor allem im Westen, haben sich Pegida-Ableger lächerlich gemacht. Keiner kam. So sollte man Pegida auch behandeln, als lokale Verirrung mit der Zuschauerzahl von Erzgebirge Aue.

Die meisten Reaktionen auf meine »Angst«-Kolumne aus der letzten Woche haben mich gefreut, es gab viel Zuspruch. Natürlich ergriffen auch die Angsthasen auf Facebook das Wort. Ein zottliger Typ, der an einer Schifffahrtsschule in Schweden Dozent sein will, benutzte das A-Wort, ein anderer schimpfte mich einen »wirren Esel«, jemand meinte, dass mich seine Oma gerne ohrfeigen würde, und andere munkelten, dass mich Angela

Merkel direkt bezahlt. Jetzt, wo es bekannt ist, kann ich den Tarif für Angie erhöhen.

Dass die Angsthasen beißen würden, war mir klar. Eine Analyse des Bundeskriminalamts hat ergeben, dass zwei Drittel der Täter, die Brandanschläge auf Flüchtlingsheime begangen haben, keinen Bezug zur rechten Szene hatten. »Angst vor Veränderung« gaben sie als Motiv an. Ich vermute auch, dass es ein Problem der Bildung ist.

Was ich an primitivsten Vorurteilen in den sozialen Netzwerken lese, ist so abstrus, dass ich mich frage, ob man nur über das Rückenmark eine Tastatur bedienen kann. »Warum tragen die alle Markenklamotten?«, fragte einer der AfD-Trolle tatsächlich. Markenklamotten, darauf muss man kommen. Und die Augenzeugenberichte, die Facebook-Freunde vom Cousin des Freundes eines Arbeitskollegen gehört haben wollen, stimmen auch nicht: Es gibt keinen Hinweis der Polizei, nicht einen, dass die Verbrechensrate im Umfeld irgendeiner Flüchtlingsunterkunft zugenommen hat. Dass es darin zu Gewalt kommt, ist aus meiner Sicht leicht zu erklären: Hätten Sie mich vor sechzig Jahren mit Hunderten anderen entwurzelten Männern in einen Container gesteckt und mir verboten zu arbeiten, hätte ich irgendwann auch jemandem in die Fresse gehauen.

Kol / 44

ZEIT FÜR EINEN ANTIFASCHISTISCHEN SCHUTZWALL

Der Mauerfall jährt sich nun zum 26. Male, doch mir kommt es so vor, als seien wir wieder ein gespaltenes Land. Es hat sich ein neuer, ein tiefer Riss aufgetan. Dies hat mit der Flüchtlingskrise zu tun und mit der Frage, wie wir mit Schutzbedürftigen umgehen. Oder, um in symbolischen Bildern zu sprechen: die Teddybären am Bahnhof München (Westen) gegen Hooligans in Wismar (Osten).

In der Ostseestadt attackieren dreißig vermummte Schläger zwei Flüchtlinge, in Magdeburg geschieht Ähnliches, in Dippoldiswalde und anderen Städten gehen Flüchtlingsunterkünfte in Flammen auf. Mehr als 600 solcher Anschläge zählt das Bundeskriminalamt bereits, ein Großteil davon in den neuen Bundesländern. Jeden Montag verunstalten die traurigen Trottel der Pegida die Kulisse Dresdens. Die pogromähnliche Stimmung im sächsischen Freital – wo nun sogar eine rechte »Bürgerwehr« verhaftet wurde – beschäftigte die Republik tagelang. »Pack«-Station Sachsen.

Diese Aufzählung ließe sich beliebig fortsetzen – und zu häufig sind es Orte in den neuen Bundesländern, die ein Synonym für Gewalt gegen Ausländer geworden sind. Ja, auch im Westen kommt es zu Übergriffen und zu Anschlägen, aber sie sind nicht so alltäglich wie im Osten, wo sich die Polizei von Vorpommern genötigt sah, wegen wilder Gerüchte eine Mitteilung über die Sozialen Medien herauszugeben: Es gibt keine Zunahme von Diebstählen, von Überfällen und von Vergewaltigungen. Traurig, dass es so weit schon gekommen ist.

Der Ausländeranteil in der Region liegt unter drei (!) Prozent. Ich stelle mir die Frage: In welche Richtung sollte der »antifaschistische Schutzwall« der DDR eigentlich wirken?

Auch auf meiner Facebook-Seite sind die (zum Glück) wenigen rechten Pöbler zumeist im Osten daheim, und mir schreiben Menschen verzweifelte E-Mails und Nachrichten, in denen sie schildern, wie sie sich im Alltag gegen den rechten Mob stellen. Diese Menschen haben besonderen Mut – und ihnen gebührt Dank. Die Hetzer aber haben scheinbar vergessen, wie herzlich sie nach dem Fall der Mauer vom Westen aufgenommen wurden. Und wie groß die Anstrengung war, den komplett maroden Teil Deutschlands wieder aufzubauen. Ich habe Steuern und Solidaritätsabgaben gerne bezahlt. Doch nun muss etwas passieren, im ersten Schritt ein Eingeständnis: Rechtsextremismus ist ein großes Problem des Ostens. Gestehen wir das ein – und bekämpfen wir ihn! Als Rechtsstaat, aber auch als Gesellschaft. Es wird Zeit für die tolerante Mehrheit, nicht länger zu schweigen. Es wird Zeit für einen neuen antifaschistischen Schutzwall, in den Köpfen.

Kol 45

ICH FÜHLE MICH WIE EIN MARINEHUBSCHRAUBER

Deutschland ist der drittgrößte Exporteur von Waffen in der Welt. Hart ausgedrückt: Nach den USA und Russland gibt es keine Nation, die so viel Geld mit dem Tod verdient. In der Diskussion um die Bewältigung der Flüchtlingskrise sollte dies nicht übersehen werden; die Steuereinnahmen, die uns die Waffenindustrie beschert (sofern das Waffengeld hier versteuert wird, man weiß es ja nicht), werden für Flüchtlingsunterkünfte benötigt.

Was mich erstaunte, war eine Debatte im Bundestag, die ich vor Kurzem verfolgte. Ich bin 79, doch ich habe wieder etwas dazugelernt: Wir Deutschen führen nur nicht-lethale Waffen aus, sagte ein Abgeordneter der Regierungskoalition. Eine nicht-tödliche Waffe, was ist das außer einem Widerspruch, wie ein nicht-fahrendes Auto oder ein nicht-fliegendes Flugzeug? Ich rätselte noch, doch es gab Aufklärung: U-Boote, Kriegsschiffe, Panzer und Militärlaster mit Tarnbeleuchtung sind demnach nicht-lethale Waffen. Weil U-Boote, Kriegsschiffe und besonders Panzer nicht für Angriffe eingesetzt werden können, klar, das steht in der Anleitung aus dem Handschuhfach: Dieser Panzer schaltet sich im Angriffsmodus automatisch ab.

Ich hörte den Politikern zu und fragte mich, ob gleich Hape Kerkeling als Angela Merkel einlaufen würde, doch dies passierte nicht. Folgte man den Ausführungen, dann verschießen deutsche U-Boote keine Torpedos, sondern Marzipanbrote. Kriegsschiffe schaukeln als getarnte Love Boats über die

See und von den Lastwagen werfen Soldaten Bonbons und Papierflieger. Um Kinder glücklich zu machen, sprengen Tretminen »Made in Germany« mit Gummibären. Das Bein ist zwar ab, aber im Bundestag fühlt man sich besser.

Nicht-lethal sind vermutlich nur die Sturmgewehre G36 von Heckler & Koch, die besonders gerne in den Mittleren Osten verkauft werden. Sie verbiegen sich bei Hitze und schießen um die Ecke, sagt die Verteidigungsministerin. Überhaupt ist die Ausrüstung unserer Bundeswehr in großartigem Zustand: Militärtransporter können nicht abheben, weil Ersatzteile fehlen, und bei Manövern wundern sich Soldaten anderer Länder darüber, welches Museum uns ausgerüstet hat. Das Beste aber, ein echter Brüller: Die neuen Marinehubschrauber dürfen nicht übers Meer fliegen, weil sie zu windanfällig sind. Ja, genau: Marine, die nicht übers Meer fliegt. An der Stelle verstand ich auch, wie man auf die Idee von nicht-tödlichen Waffen kommt. Falls also Wladimir Putin mal wieder auf komische Ideen kommt und ein Nachbarland überfällt, sehe ich zu, dass Gerhard Schröder in der Nähe ist. Oder ein großer Goldbär von Haribo.

Kol / **46**

ALS ICH FAST EIN FILMSTAR WURDE

Vor Kurzem spazierte ich abends durch den Hafen, als eine Rußwolke über mir niederging, die ein Schiff am Kai in den Himmel spuckte. »Sauerei«, dachte ich, und schaute daheim den Schiffsnamen nach. Die Behörden hatten den Stinker an die Kette gelegt, weil die Crew in der Deutschen Bucht die Tanks illegal gewaschen und die Brühe in die Nordsee eingeleitet hatte. Ich dachte sofort an meine Zeit beim Wasserzoll, als es zu meinem Job gehörte, solche Umweltsünder zu jagen.

Hamburg hieß das Schiff, mit dem wir jeder Ölspur nachsetzten, ausgestattet mit drei Schrauben, 32 Knoten schnell. Ich mochte diese Zeit, nicht ganz so sehr wie die Seefahrt, aber immerhin. Alle Kollegen waren ehemalige Seeleute, keine Krawattenträger mit Beamtenlaufbahn, und das war gut so. Am Ende war ich Chef des Wasserzolls und für sieben Stationen zuständig. Meine Gewohnheit war es, unangemeldet aufzukreuzen und einfach mal mitzufahren. Auf diese Art waren die Jungs immer wachsam und motiviert – und ich hatte meinen Spaß. Zu unseren »Kunden« gehörten Drogenschmuggler und Fischer, die mit illegalen Netzen arbeiteten. Die Schmuggler fuhren, wenn wir sie erwischten, in den Knast ein, die Fischer fuhren mit der Bahn nach Hause.

Einmal wurde ich als »Filmstar« tätig, Mitte der 1980er-Jahre. Ein Dreiteiler fürs Abendprogramm wurde gedreht, es ging um Rauschgift, und man hatte einen ganzen Frachter dafür gemietet. Mehr als vierzig Leute gehörten zur Crew, Maske, Requisite, großes Kino. Die Story, die wir filmten, war ziemlich wild: Über London kam der Stoff aus Pakistan nach Hamburg und war in mannshohen Tonfiguren versteckt.

Ich war eigentlich als Berater am Drehort, doch als der Regisseur mich sah, rief er: »Sie brauchen wir!« Ich spielte mich selbst, als Leiter der »Schwarzen Gang«. Die Oberfinanzdirektion genehmigte den Auftritt. Was dann geschah, war weniger glamourös, als ich es mir vorgestellt hatte. Mein Auftritt bestand darin, die Lotsenleiter an der Bordwand hochzuklettern. Gar nicht ungefährlich und ziemlich anstrengend. Jedes Mal, wenn ich oben ankam, brüllte der Regisseur: »Noch mal!« Wie jetzt, noch mal? Wie kann man falsch eine Leiter hochklettern? »Zur Sicherheit«, meinte er. Man kann nicht sagen, dass es auf dieser Karriereleiter bergauf ging.

Am Ende der TV-Serie verhaftete ich die Bösewichte mit gezogener Waffe. Unrealistisch, ich habe die Knarre in der Realität nie gebraucht. Als Lohn überwies man mir ein Honorar: 100 D-Mark, was sofort die Sesselfurzer der Oberfinanzdirektion alarmierte. »Unerlaubte Nebeneinkunft«, monierten sie. Wir sind dann mit den Kollegen Schnitzel essen gegangen. So viel Hollywood musste sein.

Kol / **47**

DER EINSAME OPA AUS DEM EDEKA-SPOT BEKOMMT MEIN MITLEID NICHT

D

Deutschland diskutierte in dieser Woche über den Werbespot einer Supermarktkette, der eigentlich so gar nicht für einen Supermarkt Werbung macht. Falls Sie zu den wenigen gehören, die ihn nicht kennen: Es geht um einen einsamen Opa, der erfährt, dass ihm seine Familie das Weihnachtsfest absagt, woraufhin er sein Ableben simuliert und eine Todesanzeige verschickt. Als dann alle trauernd und schwarz gekleidet in seiner Wohnung einlaufen, brät schon die Gans im Ofen. »Wie hätte ich euch denn sonst alle zusammenbringen sollen?«, fragt er, bevor sich die Familie zum Festessen hinsetzt.

Nun beschweren sich die einen auf Facebook, dass der alte Mann zu manipulativ sei. Die anderen berichten, dass sie Tränen in den Augen hatten. #Heimkommen, und einige heulen los. Ein Gewinner steht schon fest: die Supermarktkette. Mehr als 27 Millionen Mal wurde der Clip innerhalb weniger Tage auf YouTube angeklickt.

Meine Meinung dazu ist klar. Zum einen wundere ich mich darüber, dass Leute Zeit haben, ausdauernd über solch einen Scheiß zu diskutieren. Zum anderen halte ich den Clip für ziemlich idiotisch. Er treibt ein böses Spiel mit Emotionen, denn es geht darum, allen, die an Heiligabend warum auch immer nicht bei ihren Angehörigen sind, auf subtile Weise ein schlechtes Gewissen zu verpassen. Auch darum funktioniert das Filmchen so gut. Denkt mal schön an den armen Opa, ihr herzlosen Egomanen. Ich finde: Auch Kinder haben ein

Recht auf ihr eigenes Leben, haben Familie, um die sie sich kümmern müssen, und wollen den Festtag in diesem Kreis verleben. Das hat Opa sicher früher nicht anders gemacht.

Schimpfen Sie mich einen alten Knochen, doch ich habe mir manche Sentimentalitäten schon an den Kinderschuhen abgetreten. Vielleicht waren meine ersten Jahre zu hart, vielleicht bin ich zu früh auf See gegangen. Meine Einstellung zu Festtagen im Allgemeinen und auch zu Weihnachten ist jedenfalls pragmatisch. Auf See geht die Arbeit weiter, immer weiter, ob an Weihnachten, Ostern, Pfingsten oder am Geburtstag. Wenn ich dem Alten am Heiligabend Heimkommen vorgeschlagen hätte, wäre mir ein Geschenk sicher gewesen: ein Test, wie hart der Stiefel des Weihnachtsmanns sein kann. Meistens schaukelten wir damals irgendwo übers Wasser, und wenn nicht, haben wir das Fest der Liebe ganz wörtlich interpretiert. Im nächsten Hafenpuff.

Dieser Ausgang des Werbespots – Opa, freudig alleine unter Rotlicht – kommt für den Supermarkt natürlich nicht infrage. Wo aber schon die Deutsche Bahn den Spot kopiert hat: Hört mal, Astra Brauerei, wäre das nicht was für euch?

Kol / **48**

WENN DAS RADIO EIN RETTUNGSANKER FÜR SEELEUTE IST

Alle deutschen Seeleute weit draußen auf den Meeren warten am Heiligen Abend auf eine Radiosendung. *Gruß an Bord, Weihnachten auf See* ist eine Institution und wird schon seit 1953 ausgestrahlt. Ich erinnere mich daran, wie wir uns damals in der Bude des Funkers versammelten. Es gab noch kein Satellitentelefon und keinen UKW-Sender. Die Grüße erreichten uns über die Seefunkstelle Norddeich Radio, mit Rauschen und Knistern und Krächzen, mal war es zu laut, mal ganz leise, man konnte kaum etwas hören und verstand doch jedes Wort. Nach der Sendung rauchten wir eine Zigarette, dann ging die Arbeit weiter.

1959 ließ mich meine damalige Verlobte grüßen. Ich war ganz erstaunt, die Nachricht zu hören, und an dieses Gefühl musste ich denken, als ich nun in der »Seemannsmission Duckdalben« zu Gast war. Der NDR hatte mich als Gesprächspartner eingeladen, was ich als Ehre empfinde. Was in den Duckdalben geschieht, hat mich beeindruckt: Ein Team von Ehrenamtlern um die Seemannspastorin Anke Wibel leistet großartige Arbeit für Matrosen aus allen Ländern. Oft bleiben den armen Kerlen nur ein paar Stunden bis zum Auslaufen, um sich zu Hause zu melden. Fünf Telefonzellen stehen zur Verfügung, Billardtische und ein »Raum der Stille«. Ein kleiner Rettungsanker für die Seeleute.

Welche Opfer das Meer fordert, die Einsamkeit, die Sehnsucht nach Familie und dem Partner, wurde während der Radioaufzeichnung deutlich.

Eine junge Frau schaffte es zunächst nicht, Worte an ihren Mann auf einer deutschen Fregatte zu richten, weil ihr die Stimme versagte. Eine andere erzählte, dass sie die letzten sieben Heiligabende allein neben dem Baum verbrachte. »Ich hoffe, dass das nächstes Jahr anders sein wird«, sagte sie. Sie weiß, dass ihr Seemann nur wenig Einfluss darauf haben kann.

Reeder sind eigenartige Menschen, die darauf aus sind, alles aus Material und Besatzung herauszuholen. Früher gab es eine Bestimmung, dass Schiffe am 24. Dezember nach 12 Uhr mittags nicht mehr auslaufen durften, damit die Seemänner den Abend mit ihren Familien verbringen konnten. Wir freuten uns natürlich – doch was passierte? Um 10 Uhr bekamen wir Order, den Ladevorgang abzubrechen. Den Rest sollte das nächste Schiff mitnehmen, und schon eine Stunde später kam der Lotse an Bord: »Klar vorn und achtern, Leinen los, Maschine langsam voraus.«

Als wir die Elbe abwärtsliefen und die Weihnachtsbäume und Lichtergirlanden an Land sahen, legte sich eine tiefe Schwere über das Schiff, verbunden mit Wut. Wir erledigten unsere Pflichten, natürlich taten wir das, und dem Reeder wünschten wir wenig Frohes, dafür aber sehr fest.

Kol / **49**

DIE WEIHNACHTSGESCHICHTE IN DER VERSION SCHWANDT

Es begab sich zu jener Zeit, da ein böser Mann namens Assad Statthalter von Syrien war, dass sich der Zimmermann Joseph mit seinem schwangeren Weibe Maria auf den Weg machte.

Doch es war kein sicheres Land und die Familie begab sich auf die Flucht nach Germanien. Sie heuerten einen des Weges kundigen Schlepper an und entlohnten ihn mit Schaffellen, Widderhörnern und selbstgemachtem Käse. Es wurde eine sehr beschwerliche Reise durch die winterlichen Felder, nur mit Sandalen und einem leichten Tuch bekleidet. An der Grenze zur Provinz Mazedonien wurden sie aufgehalten von einem Zaun aus Nato-Stacheldraht. Da sein Weib nun gebären sollte, verkrochen sie sich in eine Erdhöhle. Maria gebar einen Sohn und nannte ihn Jesus. Mitarbeiter einer UNO-Hilfsorganisation beschafften eine Krippe und Unterkunft in einem Stall, in dem Rind und Esel lebten, damit das Kind nicht erfriere.

Da geschah ein Wunder: Ein heller Stern mit dem Schweif eines Kometen erschien über ihnen. Bei näherer Betrachtung handelte es sich um Leuchtspurmunition, die während der Ausschreitungen an der Grenze abgeschossen worden war. Einige Hirten und zwei Könige erschienen im Stall. Sie brachten Myrrhe und Weihrauch mit und erzählten, dass der dritte König während der Überfahrt über das Mittelmeer ertrunken war.

Joseph hatte Angst um seine Familie und bat die Hirten, ihm einen Weg nach Germanien zu weisen. Der Herr hielt seine schützende Hand über sie.

An der Grenze zu Germanien stellten sie einen Asylantrag und wurden in einem Erstaufnahmelager, in einer Turnhalle, untergebracht.

Dort herrschten chaotische Zustände, sämtliche Sprachen Babyloniens erzeugten eine Kakophonie von Lauten. Um ihr Kind zu stillen, zog sich Maria ihr Tuch über den Körper. Nach drei langen Monaten wurden sie in einer Flüchtlingsunterkunft in ein bescheidenes Zimmer eingewiesen. Sie atmeten auf und fühlten sich geborgen. Doch wen der Herr liebt, den prüft er.

Eines Nachts wurden sie wach durch Feuer, Rauch und laute Schreie. Das Haus brannte, ein grölender Mob applaudierte und skandierte »Flüchtlinge raus! Germanien den Germanen.« Joseph fragte einen anderen Heimbewohner, was dies zu bedeuten habe. »Das sind NPD und Pegida«, erklärte man ihm. »Sie sind gegen die Islamisierung des Abendlandes.«

Joseph verstand nicht, was er meinte. In den nächsten Tagen bezog der Sicherheitsdienst »Drei Könige« eine Wache neben der Unterkunft, und die Familie fühlte sich ein wenig sicherer.

Liebe Leser: Ich wünsche Ihnen und Ihren Familien ein schönes – und vielleicht auch nachdenkliches – Weihnachtsfest.

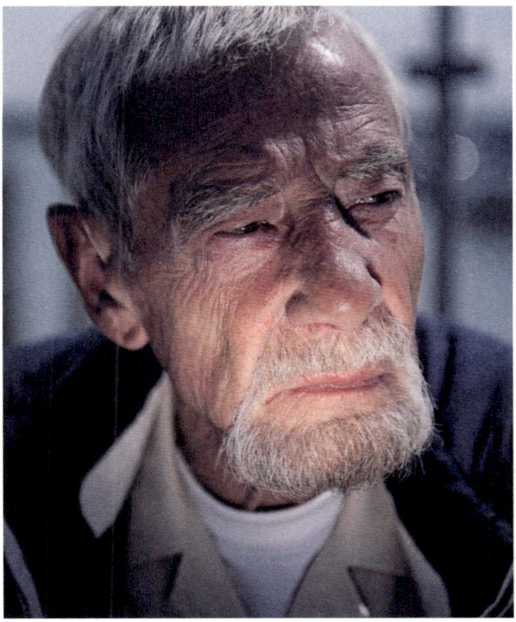

Kol / **50**

ES SIND DIE TAGE DER MOBS

Der Mob, der in der Silvesternacht Frauen in Köln und Hamburg belästigte und verletzte, handelte widerwärtig. Der Mob, der seither im Internet wütet, tut es auch. Auch auf meiner Facebook-Seite meldeten sich Pöbler mit übelsten rassistischen Kommentaren, und mir scheint, dass es für viele von rechtsaußen Festtage sind. Viele Lügenmärchen, die in den vergangenen Monaten lanciert wurden, scheinen sich nun zu bestätigen. Was in Köln und Hamburg geschah, ist ein übles Verbrechen, das hart bestraft werden muss. Aber deshalb eine Minderheit, deshalb alle Flüchtlinge unter Pauschalverdacht zu stellen?

Die AfD aber versuchte schon Stunden nach den ersten Nachrichten, das Thema für die eigene politische Agenda zu missbrauchen, und forderte Grenzschließungen. Pfui! Einige tun so, als seien Grundrechte etwas, das von einer Tageslaune abhängt. Ich finde das widerlich.

Das Problem liegt woanders: Wie kann es sein, dass es solche groß angelegten Überfälle inmitten unserer Großstädte überhaupt gibt? Einige Politiker, die nun vor den Kameras (zu Recht!) ein konsequentes Durchgreifen des Rechtsstaates fordern, haben durch ihr Handeln dafür gesorgt, dass unsere Polizei Probleme hat, ihren rechsstaatlichen Aufgaben nachzukommen. Was für Unsicherheit sorgt, Ängste schürt – und den Pegidioten unserer Tage in die Karten spielt. Die Länder haben ihre Polizeikräfte bis auf ein Mindestmaß heruntergefahren, alle Budgets sind extrem auf Kante gestrickt. Die Kollegen in Uniform waren schon überfordert mit den bisherigen Alltagsaufgaben und schieben Millionen Überstunden vor sich her. Ermittlungen in einem Täterumfeld wie in Köln und Hamburg sind extrem schwierig und zeitaufwendig. Ich könnte mir vorstellen, dass viele Polizisten angesichts dieser Flut von Problemen resignieren.

Während meiner Tätigkeit als Kapitän eines Zollkreuzers habe ich Ähnliches erlebt. Als die Rauschgiftkriminalität zunahm und es immer mehr Drogentote gab, verkündeten »Experten« aus der Politik, dass man jetzt und sofort mit vollem Einsatz dagegen vorgehen wolle. Ich mochte kaum glauben, wie perfide das war, denn bei uns wurde Personal abgebaut. Man wollte öffentlichkeitswirksam den Rauschgifthandel bekämpfen, kürzte aber hintenrum die Haushaltsmittel und sparte sogar an der Instandsetzung der Schiffe. Wir durften nur noch mit Schleichfahrt unterwegs sein, weil der Sprit so teuer war, und kämpften buchstäblich um jeden Kugelschreiber.

Bei dieser Welle von neuen Aufgaben ist es das Gebot der Stunde, die Polizei zu verstärken – und unseren Rechtsstaat zu schützen. Hunderte ungeklärte Angriffe auf Flüchtlingsheime sind ebenso inakzeptabel wie die Ereignisse der Silvesternacht. An uns allen liegt es, Ruhe zu bewahren. Und genau hinzusehen, wer in einer aufgeheizten Atmosphäre welche Interessen verfolgt.

Kol / **51**

MEIN OFFENER BRIEF AN ALEXANDER GAULAND, AFD

Sehr geehrter Herr Gauland, ich schreibe Ihnen diesen Brief, weil ich nicht schweigen kann zu dem, was Sie und Ihre AfD in unserem Land treiben. Mit Ihren Lügen, mit Ihren Übertreibungen, mit Ihrer Hetze gegen Flüchtlinge und Minderheiten gefährden Sie den inneren Frieden. Ich möchte dennoch sachlich bleiben, obwohl mich Ihre Rhetorik und Wortwahl der vergangenen Tage wütend macht.

Wir beide gehören einer Generation an, die direkt unter den Folgen des Nationalsozialismus in der Nachkriegszeit gelitten hat, auch wenn wir nicht Verursacher des unendlichen Leids waren, das Deutschland über die Welt gebracht hat. Dafür waren wir zu jung. Nun, 83 Jahre nach der Machtergreifung Hitlers, stehen Sie auf einer Bühne und sprechen Worte wie »Volkskörper« und »Volksgemeinschaft« aus, Begriffe der Ideologie des Dritten Reiches, und vergleichen Flüchtlinge mit »Barbaren«, die das Römische Reich überrannt haben.

Was, Herr Gauland, geht in Ihnen vor, wenn die Menge dazu grölt?

Wo Sie aufgewachsen sind, weiß ich nicht, aber ich erinnere mich gut an die harten Nachkriegswinter im zerbombten Hamburg. Unser Alltag war geprägt von Hunger und Kälte. Wir Kinder haben die Dranktonnen der englischen Besatzungsarmee durchwühlt und schätzten uns glücklich, wenn wir ein Stück matschiges Weißbrot fanden. Meine Kindheit war jahrelang von einem Kampf ums Überleben geprägt. Alles drehte sich um die Frage, ob es morgen etwas zu essen geben würde. Wenn Sie dies lesen, werden Sie meine Haltung in der Flüchtlingsfrage hoffentlich verstehen.

Meine Eltern waren Parteimitglieder, mein Vater Oberstabsführer der NSKK, ein ewig Gestriger. Es gab viele Kämpfe zu Hause. Erst nach vielen Jahren brachte ich meine Eltern zur Einsicht. Ich habe mir geschworen, Gedankengut der Rechtsextremen ungeachtet der Konsequenzen vehement entgegenzutreten. Was ich nun beobachte, macht mir Sorgen. Ich hätte vor wenigen Jahren noch für unmöglich gehalten, was sich im Januar 2016 auf Deutschlands Straßen und Plätzen abspielt – und dass ich jemandem wie Ihnen einen Brief schreibe. Das aggressive Auftreten der AfD und der Pegida erinnert mich an die Aufmärsche der SA. Ihr Parteikollege Höcke redet wie der Teilnehmer an einem Joseph-Goebbels-Imitatorenwettbewerb und beschuldigt die Kanzlerin, direkt an den Verbrechen der Silvesternacht beteiligt gewesen zu sein. Wie unglaublich geschmacklos. »Die Geister, die ich rief, werd' ich nicht wieder los!« Dieser Satz stammt von Goethe. Haben Sie keine Angst, dass Sie die Geister, die Sie rufen, schon bald nicht mehr kontrollieren können?

Auf eine Freundlichkeitsfloskel zum Abschied verzichte ich.

Kol / **52**

DER GRÖSSENWAHN DES WESTENTASCHEN-GOEBBELS

Ich werde in einigen Wochen 80 Jahre alt, doch ich habe überlegt, auszuwandern. Der Grund heißt Björn Höcke (AfD), dieser Westentaschen-Goebbels aus Thüringen. Bei seinen Auftritten in Erfurt klingt er immer so, als wolle er die Sportpalast-Rede imitieren, und was er diesmal von sich gab, war für mich der Tiefpunkt der Woche. Die AfD werde irgendwann Kanzlerpartei, fabulierte er. Eine Mischung aus Größenwahn und Klamauk, und alleine die Aussicht auf die Regierung der AfD würde bei mir eines bewirken: die Fahrt zum Hafen. Auf ein Schiff, einfache Fahrt, irgendwo hin: »In Hamburg sagt man Tschüs.«

So weit wird es natürlich nie kommen. Aber es ist mir unbegreiflich, wie diese selbsternannte Alternative, gegen deren Programm jede Scheißhausparole auf Sankt Pauli wie ein politisches Großkonzept wirkt, nach den Prognosen für die Landtagswahlen Ergebnisse von bis zu 20 Prozent erwarten kann. Eine Partei, die an niedere Instinkte appelliert, den Schießbefehl gegen Flüchtlinge ausgibt, gegen Minderheiten hetzt und deren Sprecher Gauland noch in dieser Woche forderte, »sich nicht von Kinderaugen erpressen zu lassen.« Herzlos, konzeptlos, kopflos – das ist für mich die AfD, die unser Land, das von offenen Grenzen und der Kreatitvität der Welt lebt, in den Abgrund stürzen würde. Die geistige Grundlage für das, was wir als Schande von Clausnitz und Bautzen erleben mussten, hat dieses Panoptikum geschaffen.

Jedes Fischbrötchen an den Landungsbrücken hat mehr Empathie als Höcke, der allen Ernstes seine Forderung wiederholte, Kanzlerin Merkel den Prozess zu machen. Als er aufrief, die Sanktionen gegen Russland aufzuheben, skandierten die Zuhörer nach Medienberichten »Putin, Putin!« Einen Mann anzufeuern, der in Aleppo Krankenhäuser bombardieren lässt, um noch mehr Flüchtlinge in Bewegung zu setzen – das geht nur bei der AfD. Ausdrückliches Lob fand »crazy« Horst Seehofer, den Höcke aufrief, die Koalition zu verlassen, um den »Unrechtsstaat« zu beseitigen. Sie lesen richtig: Unrechtsstaat.

Nach Angaben der AfD waren mehr als 7000 Teilnehmer gekommen. Neutrale Beobachter zählten hingegen 1200. Vielleicht hat Höcke die Zähler aus den Altbeständen des ADAC übernommen. Was mich freut: Es gab wieder (friedliche) Gegendemonstranten. Wir sollten nicht den Fehler begehen, nach den Ereignissen der vergangenen Wochen alle Sachsen und Thüringer unter Generalverdacht zu stellen. Es gibt auch in den neuen Bundesländern viele, viele Flüchtlingshelfer, die in diesem extrem schwierigen Umfeld unauffällig humanitäre Hilfe leisten. Trotz massiver Anfeindungen, von denen sie mir auf meiner Facebook-Seite erzählen. Sie alle verdienen unsere uneingeschränkte Hochachtung. Bei ihnen bedanke ich mich.

Kol / 53

DONALD TRUMP UND DIE DEMAGOGEN DER AFD

Zuerst dachte ich wie die meisten über Donald Trump, den Milliardär und Immobilienmagnaten, der Präsident der USA werden will. Ich hielt ihn für ein sprechendes Toupet. Ich dachte, er sei ein vulgärer Kasper, der bald wieder verschwinden würde, weil er sich selbst demontiert. Doch er blieb, und die Zustimmung für ihn nahm zu, egal, wie sehr er sich danebenbenahm.

Er beschimpfte Latinos pauschal als Vergewaltiger und Diebe. Er unterstellte einer angesehenen Fernsehkommentatorin, deren Fragen ihm nicht gefielen, dass sie menstruiere. Er beleidigte einen Senator, der im Vietnamkrieg Gefangener des Vietcong gewesen war, als Feigling. Er nannte die Politik von Angela Merkel »geisteskrank«. Er will eine Mauer zu Mexiko bauen, macht Witze über Behinderte, fordert Einreiseverbote für Muslime und bricht so ziemlich jede Regel des Anstands.

Ich lache nicht mehr über Donald Trump. Er macht mir Sorge.

Wie es derzeit aussieht, wird er der Kandidat der Republikaner und hat gute Chancen, Präsident zu werden. Wie konnte dies passieren? Trump ist das Ergebnis einer neuen Welt der Sozialen Medien, ein Demagoge des neuen Jahrtausends. Geschickt hat er es verstanden, mit provokanten Tiraden die Aufmerksamkeit der Massenmedien auf sich zu ziehen – und in den sozialen Netzwerken Millionen Anhänger mobilisiert. Selbst in Debatten, in denen er schlecht dastand, gewann er am Ende, weil es nur um ihn ging. Erinnert mich daran, wie es früher an Bord zuging: Schaumschläger und Blender waren schnell erkannt und wurden zum Schweigen gebracht.

Hierzulande versucht die AfD, im Stile von Trump zu punkten. Einige Aussagen Trumps – zur Abschiebung von Ausländern, zur Haltung gegen Homosexuelle, zur Rolle der Frau – könnten auch von Gauland und Konsorten stammen. Ein Weltbild, das auf einem Gesellschaftsmodell mit einer starken »Führung« beruht, verfolgen beide. Und es gibt noch eine Parallele: wenig Substanz. Trump ist es gelungen, mit einfachen Parolen davon abzulenken, dass er zu schwierigen Fragen kaum etwas zu bieten hat. »Make America great again«, ja, gut, aber wie? Die letzte Supermacht der Erde führt man nicht wie einen Golfklub. Im Falle der AfD fällt die Beschäftigung mit Inhalten noch deprimierender aus: Bekommt diese »Partei« mit ihren schlichten Parolen Einfluss, ist der Wohlstand in unserem Land – der auch auf offenen Grenzen und dem Prinzip der Freiheit des Einzelnen beruht – in ernster Gefahr. Sich bei Problemen, die nur gemeinsam gelöst werden können, einigeln zu wollen, funktioniert nur im Kindergarten.

Kol / 54

MEINE FRAU UND KOMMISSAR KNATTERSACK

I

Ich habe gestern Abend so heftig mit dem Kopf geschüttelt, dass mir ein Hörgerät rausgeflogen ist. Es lag am Fernsehprogramm. Ich sehe wenig in die Glotze, ich lese lieber ein Buch, doch gestern war mir mal wieder nach Berieselung. Im ersten Kanal lief ein Science-Fiction-Film. Nach ein paar Minuten dachte ich: Komische Zombies in tristen Landschaften? Habe ich doch eben erst in den Nachrichten gesehen, als von rechtsextremen Übergriffen in Sachsen berichtet wurde.

Nächster Sender, ein Spielfilm: Ein alter Sack meines Jahrgangs wacht im Körper eines Jugendlichen auf und muss noch einmal alles von vorne durchleben. Gruselige Vorstellung! Schnell weitergezappt. Ich landete in einer Quiz-Sendung, schaltete so vehement weiter, dass mein Daumengelenk knackte, und war schon in der nächsten. Alt gegen jung. Stadt gegen Land. Dick gegen doof, was für eine Vergeudung von Lebenszeit, anderen Menschen beim Austausch von Drittelwissen zuzusehen. Also weiter: eine Talkshow. Die Gäste kannte ich alle, und das Thema auch. Es ging um Flüchtlinge oder den Islam oder um beides, es war ein ewiges Gesülze, und ich überlegte, ob man diese Gespräche nicht aufnehmen sollte: Es gibt ja immer mehr Menschen mit Einschlafproblemen.

Nächster Sender: André Rieu grinste mich debil an, die Geißel an der Geige. Das Hörgerät verabschiedete sich, als ich den Kopf schüttelte – ein

Glück eigentlich! –, dann fiel mir die Fernbedienung runter, und als ich endlich im nächsten Kanal war, musste ich Gewaltfantasien unterdrücken. Ein Modelcasting, schnell weg. Nächster Sender: vier Dumpfbacken beim Abendessen. Mann, weiter: ein Typ mit einer Angel in einem Fluss, auf der Suche nach »Monstern«. Meine Güte, was sehen sich Leute für einen Mist an!

Ich landete schließlich in einem Krimi, zur Freude meiner Gattin Gerlinde. Sie schaut gerne Krimis, ein typisches Frauengenre. Problem: Es endete, wie es meistens endet, wenn wir zusammen Krimis anschauen. Mit Zoff. Achten Sie darauf: Mehr als eine Stunde werden wir Zuschauer auf irgendwelche Fährten gelockt, um dann, im letzten Teil, von einer unvorhersehbaren Wendung überrascht zu werden. Wenn den Drehbuchautoren gar nichts einfällt, fliegen Kommissar Knattersack die Lösungen im Traum zu. Logik ist für manche Krimiproduzenten eine griechische Putzmittelmarke. Wenn ich aber Gerlinde auf diese Zeitverschwendung hinweise, wird sie immer sauer. Sie verschwand auch diesmal im Schlafzimmer, während sie wutentbrannt schimpfte, um dort weiterzugucken.

Immerhin war ich Kommissar Knattersack los.

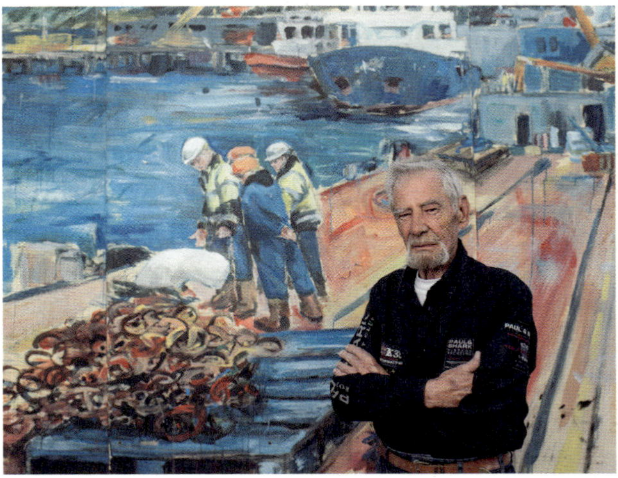

Kol / **55**

DARF'S EIN BISSCHEN CHEMIEKEULE SEIN?

In dieser Woche habe ich einen Artikel über neue Trends in der Ernährung gelesen. In meiner Kindheit und in vielen Ländern, die ich als Seemann bereist habe, gab es einen einfachen Trend in der Ernährung: Mangel. Wir haben gegessen, was es gab, denn es gab nie viel. Fragen Sie einen Flüchtling, der wird Ähnliches erzählen.

Heute bedeutet Essen mehr als Essen. Es ist Ausdruck eines Lebensstils, Teil der Selbstvermarktung in den Sozialen Medien, eine Botschaft. Für mich ein Zeichen einer übersatten Überflussgesellschaft. Vegan? Makrobiologisch. Molekular? Oder gleich die »Steinzeitdiät«. Manchen geht es einfach zu gut.

Auf dem Feld der Ernährungsberater tummeln sich immer neue Heilsbringer. Eine Botschaft verkünden sie alle: Erst einmal muss der Körper »entgiftet« werden, die »metabolische Balance« gefunden werden. Was immer das bedeuten mag. Eine solche Beratung kostet häufig mehr als vierhundert Euro und thematisiert Gluten, Laktose und Dinkel. Kostenlos ein Tipp von MOPO-Professor Dr. Schwandt: Gluten ist in den Getreidesorten zu finden, die in Europa hauptsächlich angebaut werden. Laktosefreie Ersatzmilch? Trinkt lieber gleich einen Schluck Palmöl. Kostet viel weniger und ist bestimmt gesünder.

Besonders absurd erscheint mir die molekulare Küche, ein reines Chemielabor. Die Köche hantieren nicht mehr mit dem Löffel, sondern mit Präzisionswaagen, Spritzen und flüssigem Stickstoff. Die ganze Chemie von E 322 bis E 475 wird verarbeitet, dazu Maltodextrin, das bei Bodybuildern beliebt ist. Der Gewebekleber E 935 verursacht Durchfälle. Die Verwendung von Natriumcitrat führt zu Verätzungen von Speiseröhre und Magen. Ein typisches Rezept: Olivenöl über flüssigen Stickstoff gesprüht ergibt Olivenölgries. Na, Mahlzeit. Nur der Koch freut sich. Ein Menü kostet schon mal zweihundert Euro, bei fünf Euro Materialeinsatz.

Geradezu für verbrecherisch halte ich die Empfehlung zur makrobiotischen Küche, eine gefährliche Form der veganen Ernährung, die sämtlichen wissenschaftlichen und medizinischen Erkenntnissen widerspricht. Das Mantra: kein Fleisch, keine Milchprodukte, keine Früchte und kein Zucker, möglichst alles roh – und dazu wenig trinken. Studien haben gezeigt, dass Kinder, die auf diese Weise ernährt werden, schwere Mangelerscheinungen, eine gestörte Sprachentwicklung und Motorik zeigen.

Was mir gefällt, ist der Trend zur »Steinzeitdiät«. Essen wie unsere Urahnen: Viel Fleisch, Fisch, Eier, Nüsse und möglichst naturbelassenes Obst und Gemüse sind die Nahrungsmittel. Hört sich gut an! Die Jungs hauten dem Auerochsen die Keule über den Kopf und brieten ihn am Stück über offenem Feuer. Das ist doch etwas für mich.

Kol / **56**

VIER BRÜDER AUS DAMASKUS

Diese Kolumne ist ein Jubiläum. Sie ist mein 100. Beitrag für die MOPO. Ich habe Geschichten vom Meer erzählt, über Alltäglichkeiten wie Friseurbesuche oder schlechte Manieren in der S-Bahn geschrieben. Ich war in einem Sturm auf dem Nordatlantik unterwegs, habe mich über den Geiz der Reeder aufgeregt und Stellung gegen die AfD, Pegida und andere rechte Spinner bezogen. Mich freut die große Resonanz, die meine Kolumne erzeugt. Überall in Hamburg sprechen mich Menschen auf der Straße an, und ich musste sogar schon Autogramme geben. Ich freue mich darüber!

Ein Beitrag sorgte für ein besonderes Echo, im positiven wie leider auch im negativen Sinne: die Geschichte der vier Brüder aus Damaskus, die vor dem Terror des IS geflohen waren. Mehrere Monate dauerte ihre Reise: Unter dem Heulen von Kampfjets schafften sie es über die Grenze in die Türkei, von wo aus sie in einem Schlauchboot, das Luft verlor, nach Griechenland fuhren. Die letzten hundert Meter halfen sie Frauen und Kindern, die um ihr Leben schwammen. In Mazedonien wurden sie von der Polizei verprügelt, in Serbien lebten sie eine Zeit lang versteckt im Wald.

Vergangene Woche traf ich sie wieder, um zu hören, wie es ihnen geht. Der Älteste, Munzer, konnte nicht dabei sein, weil er mittlerweile als Koch in einem guten Restaurant im Süden Hamburgs arbeitet, und der Zweitälteste, Mean, war auf dem Weg zu einem Vorstellungsgespräch für ein Praktikum.

Alle vier beherrschen nach einem knappen Jahr ein gutes Deutsch und lernen jeden Tag mehrere Stunden lang. Mohanad, 21, pendelt täglich zur Universität in Lüneburg, wo er nach den Sprachtests ein Studium beginnen will, und der Jüngste, Muhammad, 15, bereitet sich auf den Realschulabschluss vor.

Sie sind höflich, bescheiden, gebildet, arbeitsam. Sie sind eine Bereicherung für unser Land. Wir sollten öfters über Menschen wie die vier Brüder aus Damaskus sprechen. Wir sollten ihnen öfters zuhören. Die jungen Männer haben eine für drei Jahre befristete Aufenthaltsgenehmigung erhalten und ziehen nun in eine gemeinsame Wohnung. Ihre Sorge gilt den Eltern in Syrien, denn die Versorgung in Damaskus wird immer schwieriger; Munzer fürchtet um seine Frau und das gemeinsame Kind. Anträge, die Familie nachzuholen, haben sie gestellt, aber ob es so weit kommen wird, scheint derzeit unklar.

»Was sind eure Pläne?«, habe ich gefragt.

»Eigenes Geld verdienen«, antwortete Mohanad. »Wir wollen für uns selber sorgen.« Es klang stolz. Die AfD, sagten sie, mache ihnen Sorge. Angst aber nicht. Angst haben sie nach ihrem Lebensweg nur noch selten, und ich kann sie so gut verstehen.

Kol / **57**

EINE HORNHAUT AUF DER SEELE

Was haben eine Flugzeugentführung in Ägypten, der geschmacklose Tweet eines deutschen Nichtsnutzes und Donald Trump gemeinsam? Ich will es in dieser Kolumne erklären. Es sind drei Nachrichten, die mir in dieser Woche besonders aufgestoßen sind. Zunächst ein Brite, der an Bord eines Flugzeugs mit dem Entführer für ein Selfie posiert, dümmlich grinsend neben dem potenziellen Attentäter mit Sprengstoffgürtel. Motiv: Er habe das beste Selfie aller Zeiten schießen wollen, gab er später an. Dass es womöglich 68 andere Passagiere das Leben hätte kosten können? Unwichtiges Detail, wenn man auf Facebook gut aussehen will.

In dieser Woche starb der Jazz-Sänger Roger Cicero, erst 45 Jahre alt, tragisch, traurig. Es dauerte nur wenige Stunden, bis ein Typ, von Beruf medialer Nichtsnutz, das Ableben als Bühne missbrauchte, indem er einen, wie er meinte: »Scherz« abließ und Konzertkarten anbot. Ich werde den Namen dieser traurigen Existenz bewusst niemals erwähnen, und so sollte es jeder handhaben, der in irgendeinem Medium etwas zu sagen hat. In den Sozialen Medien aber war die Empörung groß.

Aufmerksamkeit ist eine Währung in unserer Zeit. Aufmerksamkeit erzeugt man, indem man dafür sorgt, dass sich Menschen – meist zu Recht! – aufregen. Es dringt nur noch durch, wer am lautesten polemisiert. Auf diese Weise ist Donald Trump von einem belächelten, sprechenden Haarteil zu einer

Bedrohung fürs Weiße Haus geworden. Gezielte Attacken auf den Anstand, über die Diskussionen entbrennen. Lautes Geschrei, keine Inhalte – und hinterher zerfasert alles in Debatten darüber, was Meinungsfreiheit und Satire alles dürfen.

Ich beteilige mich mit dieser Kolumne daran, das ist mir bewusst. Genau dies macht den Umgang mit diesen Phänomenen so schwierig. Natürlich gilt die Meinungsfreiheit, natürlich darf Satire alles. Was ich mir jedoch wünsche, ist mehr »Common Sense«, ein stärkeres Gespür dafür, was richtig ist. Nennen wir es, ganz altmodisch: Anstand. Nennen wir es: Integrität. Man fühlt sich beinahe schlecht und altmodisch, aber so ist es doch. Wenn jemand neben einem potenziellen Selbstmordattentäter für ein Selfie posiert, gehört er nicht auf die Titelseite einer Zeitung, sondern in ärztliche Behandlung. Wenn sich jemand in Geschmacklosigkeiten unterbietet, sollte man ihn nicht beachten, sondern verachten. Das hat nichts mit politischer Korrektheit zu tun, sondern mit menschlicher Korrektheit.

Die sozialen Netzwerke – und auch all jene Medien, die sich ihre Mechanismen des Sekundengeschreis zu eigen machen – befeuern einen Trend, bei dem alles in einer endlosen Abfolge von Gezeter und Geschrei zu versinken droht. Wir bekommen noch eine Hornhaut auf der Seele.

Kol / **58**

MAULWURF MULI MACHT MICH FERTIG

Als Kapitän und Stadtmensch habe ich von Fauna und Flora so viel Ahnung wie eine Seekuh vom Seiltanz. Notfalls kann ich eine Amsel von einer Taube unterscheiden, eine Rose von einer Geranie – das war es dann auch. Nun ist der Frühling da und ich muss etwas im Garten tun. Meine Motivation bewegt sich auf dem Niveau, das sonst nur griechische Finanzbeamte auszeichnet.

Rasenschneiden und Unkraut zupfen sind in meinen Augen völlig nutzlose Tätigkeiten. Nach einer Woche beginnt alles von vorn, und von den Mühen ist dann nichts mehr zu sehen. Da streiche ich doch lieber den Gartenzaun oder imprägniere die Pergola – dann sehe ich wenigstens, was ich getan habe. Meine Problemzone ist der Rasen. Er sieht aus, als habe jemand mit kleinen Handgranaten experimentiert. Ich muss planieren und säen: Ein Maulwurf ist am Werk.

Ich habe ihn, nachdem er den gesamten Winter durchgegraben hat, »Muli« genannt. Muli ist ein hartnäckiger, kleiner Arsch. Im Gartencenter erwerbe ich einen dieser solarbetriebenen Maulwurfvertreiber und ramme ihn ins Erdreich. Am nächsten Morgen hat Muli zwei Haufen direkt daneben platziert. Es ist ein Zeichen: Alter Mann, da muss mehr kommen!

Ich fahre zurück in den Baumarkt und kaufe einen weiteren Lärmstab, diesmal mit Batterien befeuert, vielleicht liegt es ja daran. Am nächsten Morgen, ich schwöre bei meinem Seefahrtsbuch: drei neue Haufen. Muli scheint die Beats zu mögen.

Meine Geduld ist am Ende. Ich stochere mit einem alten Staubsaugerrohr Löcher in einen Gang und kippe Petroleum hinein. Ergebnis: zwei neue Haufen. Jetzt reicht es mir. Meine Gerlinde protestiert, doch ich rüste mit Rohrreiniger auf – diese Dämpfe kann keiner ab. Muli schon. Mein Rasen sieht inzwischen aus wie die Alpenlandschaft im Miniatur-Wunderland. 150 Quadratmeter hat der Rasen hinter dem Mehrfamilienhaus. Nach 19 Haufen habe ich die Übersicht verloren. Ich schleiche mich abends aus dem Haus und puste Pfefferspray in die Gänge. Wenn mich ein Nachbar sieht, bin ich geliefert, doch nun ist mir alles egal.

Am nächsten Morgen hat Muli auf einen existierenden Haufen einen weiteren gesetzt, eine Pagode des Hohns. Zurück in den Baumarkt. Der Verkäufer hat eine Mischung aus Mitleid und Spott im Gesicht und dreht mir ein besonders teures Mittel an: ein mit Stinke-Flüssigkeiten getränktes Lavagestein. Raten Sie, was geschieht: ein neuer Haufen. Vermutlich hat Muli den Lavastein als Deo benutzt. Doch Junge, ich bin ein alter Kapitän, ich gebe nicht so leicht auf. Ich habe eine Lebendfalle verbuddelt. Wenn ich dich kriege, habe ich schon einen Nachbarn im Auge, mit dem du dich bestimmt gut verstehst.

Kol / **59**

MEINE SPD UND ICH

Mit der Sympathie zu einer Partei ist es ein bisschen so wie mit der Liebe zu einem Fußballverein. Man kommt davon nicht los, auch dann nicht, wenn es steil bergab geht. Wenn ich heute jemandem verrate, dass ich Anhänger der SPD bin, schauen mich die Leute an, als unterstütze ich den SC Paderborn. Ein bisschen Mitleid ist dabei, ein bisschen Bedauern, ein bisschen Hohn. Unter 20 Prozent würde meine Partei landen, wären jetzt Bundestagswahlen. Die stolze SPD, die drei Kanzler stellte und das soziale Deutschland prägte wie keine andere.

Woran liegt es? Wer oder was ist schuld? Ich bin kein Politologe und kein Stratege, ich bin ein alter Seemann. Doch ich sehe es so: Die SPD war immer eine Partei der arbeitenden Bevölkerung, die Partei der »kleinen Leute«. Und heute? Heute verkündet sie stolz, dass die Arbeitslosenzahlen immer niedriger werden, doch zu welchem Preis? Sechs Millionen Arbeitnehmer sind in prekären Arbeitsverhältnissen beschäftigt. Sie müssen aufstocken, obwohl die Konzerne gewaltige Gewinne verbuchen. Diese Menschen verschwinden aus der Statistik. Eine Million Rentner bekommen nur die Grundsicherung, sie leben an der Armutsgrenze.

Liebe Sozialdemokraten, das ist nicht sozial. Darauf kann man nicht stolz sein.

Es ist an der Zeit, dass sich die SPD – von der die »Hartz-Gesetze« stammen, wieder auf ihre Kernkompetenz besinnt: die Stimme der Armen und

Ausgebeuteten zu sein. Ihr Thema müsste sein, die Praxis der Leiharbeiter, der Werkverträge, der Zeitarbeitsverträge und der Minijobs zu beenden. Positiv sehe ich die Einführung des Mindestlohnes, denn hier schimmerte mal wieder die alte SPD durch.

Parteichef Gabriel hingegen kommt mir vor – um im Bild des Fußballvereins zu bleiben – wie ein Trainer, der seine Spieler nicht mehr motivieren kann.

Er ist sprunghaft und ist nach meinem Geschmack zu glatt. Ich erkenne oft keine Haltung, die ich von einem SPD-Vorsitzenden erwarte.

In besonders schlechter Erinnerung ist mir sein Besuch im Iran geblieben. Kaum war die Unterschrift unter dem fragwürdigen Atomvertrag trocken, bereiste er das Land und bezeichnete die Mullahs als »unsere alten Freunde«. Ein Land, in dem öffentlich geköpft, gesteinigt und ausgepeitscht wird und in dem man den Holocaust leugnet. Ich vermute, dass man als Wirtschaftsminister Kompromisse machen muss – aber »alte Freunde« sehen für mich anders aus. Gelernt hat er aus dem Fauxpas auch nichts. Unter der Woche wurde aus dem ägyptischen Diktator, einem Folterknecht, ein »beeindruckender Präsident«.

Ich bin sicher, Olaf Scholz hätte das geschickter gelöst. Den brauchen wir zwar noch in Hamburg, aber lange geht es so nicht weiter. Fußballfans wissen: Ein Abstieg kommt selten allein.

Kol / **60**

STÖRTRUPP ERSTER MAI

Morgen tanzt Deutschland wieder in den Mai. Ich erinnere einen besonderen Abend während meiner Zeit beim Wasserzoll, dessen Chef ich am Ende meiner Laufbahn war. Eine Zeit lang gehörte ich zur »Schwarzen Gang«, die Frachter nach Schmuggelware durchsucht und bei Seeleuten ungefähr so beliebt ist wie Fußpilz. Weil ich mich aber immer als Seemann fühlte und zu meiner Zeit als Matrose die miese Heuer mit Schnaps und Zigaretten aufbesserte, drückte ich oft ein Auge zu, solange die Ware erkennbar für den Eigenbedarf gedacht war. Ich tat einfach so, als hätte ich sie gar nicht gesehen.

In der Nacht auf den ersten Mai kam nur ein Schiff die Elbe hoch, ein englischer Bulkcarrier aus Norfolk. Die Crew bestand aus Indern, aus armen Kerlen, die in einer gesonderten Kombüse kochten und sich den Reis buchstäblich vom Mund absparten, um ihn in Teedosen aus Blech mit nach Haus zu nehmen. Einige versuchten, in Maßen, zu schmuggeln. War es mehr als eine Stange, konnte ich nicht darüber hinwegsehen. Offiziell hätten wir den Tabak beschlagnahmen und eine Anzeige schreiben müssen, was automatisch Zollgebühren und Strafe bedeutete. Ich fand: Die Jungs waren schon vom Verlust des Materials hart genug getroffen. Also beschlagnahmte ich die Schmuggelware bloß. Darauf kommt es im Leben doch an: Leben und leben lassen! Natürlich haben wir Vorschriften beachtet – aber nie mit der

Genauigkeit von Korinthenkackern. Dieser »Common Sense«, was richtig ist, macht das Zusammenleben aus.

Weitere Schiffe waren in dieser Nacht nicht für Hamburg gemeldet, der Abend war lau und jung. Was also konnten wir tun? Ich beschloss, mit dem Kreuzer hinüber auf die andere Elbseite zu fahren, ins Alte Land, wo in jedem Fährhaus gefeiert wurde. Problem war nur: Wir hatten keine Zivilkleidung an Bord. Also legten wir die dunklen Overalls an, mit denen wir sonst die Schiffe inspizierten, meldeten uns in der Zentrale zur »Landstreife« ab und enterten den nächsten Tanzsaal. Es dauerte nicht lange, bis »Damenwahl« ausgerufen wurde. Ohne in die Details gehen zu wollen: Es wurde ein vergnüglicher Abend, auch ohne Alkohol, denn den erlaubte ich meinen Männern selbstverständlich im Dienst nicht.

Nach kurzer Zeit sorgten wir Fremden in den Overalls für Aufsehen. Zwei Frauen traten an unseren Tisch heran und fragten: »Sagt mal, wo kommt ihr eigentlich her?« Die Antwort: »Störtrupp. Hamburger Elektrizitätswerke, wir suchen ein Stromleck.« Wir mussten das Gelächter unterdrücken, doch die Antwort reichte den Damen völlig aus. Der »Störtrupp HEW«, der sich hinter vorgehaltener Hand herumsprach, wurde in unserer Behörde zur Legende.

Kol / **61**

ZUR FEIER OHRFEIGEN FÜR DIE DEUTSCHEN SEELEUTE

An diesem Wochenende läuft der Hafengeburtstag auf allen Pötten. Ich war gestern selbst auf der Elbe unterwegs, auf einem schnellen Schlauchboot – und habe es genossen, die Landungsbrücken mal wieder vom Wasser aus zu sehen. An Land ist mir der Rummel zu viel. Welch ein Gedränge! Ich bin lieber im Hafen unterwegs, wenn ich ihn für mich alleine habe. Vor allem in der Nacht, wenn die Lichter der Kräne auf dem Fluss schimmern.

In dieser Woche las ich in meiner MOPO die schöne Nachricht, dass die *Peking*, der Hamburger Veermaster, endlich aus New York zurück nach Hause kommt. Ansonsten gibt es nicht viel, was aus dem Hafen an guten Dingen zu vermelden ist. Die Honorationen werden wieder blumige Worte finden über die Bedeutung für die Wirtschaft und es gibt das ewige Gesülze vom »Tor der Welt«. Doch wie es um die Situation der deutschen Seeleute bestellt ist, kümmert kaum jemanden.

Auf meiner Facebook-Seite melden sich viele Seeleute, die mittelmäßig verzweifelt sind. Sie finden keine Jobs. Eine Nachricht hat mich sehr beschäftigt, von einem jungen Mann namens Florian Hinz. Seine Laufbahn begann klassisch, als Moses bei einer Reederei in Cuxhaven. Seine erste große Reise ging transatlantisch in die USA, er studierte Nautik an der Seefahrtsschule, fuhr als Offizier zur See – und dampfte voll hinein in die Arbeitslosigkeit. Ein halbes Jahr suchte er, hoch qualifiziert, top motiviert, eine Anstellung bei einer Reederei, doch er fand kein Schiff.

Heute steuert der werdende Familienvater statt eines großen Frachters einen »Metronom«, einen Regionalzug, durch das Umland von Hamburg. Nicht falsch verstehen, liebe Lokführer, Ihr habt einen ehrenhaften Beruf. Doch die Haltestelle Rotenburg/Wümme hat man nicht im Sinn, wenn man das Patent zur Großen Fahrt gemacht hat.

»Ich fühlte mich alleingelassen von Politik und Reedern«, schreibt er mir in seiner Nachricht. Die Aussichten für deutsche Seeleute, die den meisten Reedern zu teuer sind, weil sie keine Tarifgehälter bezahlen wollen, sind miserabel. Gerade hat der Bundesverkehrsminister eine Änderung der Schiffsbesetzungsverordnung beschlossen: Auf einem Schiff unter deutscher Flagge müssen nur noch zwei statt vier deutsche (bzw. europäische) Seeleute fahren. Keine Ohrfeige, sondern ein Leberhaken für deutsche Seeleute.

Liebe Besucher des Hafengeburtstags: Wenn ihr den Windjammern hinterherschaut, wenn ihr Freddy Quinn in der Haifisch Bar hört und Fernweh verspürt, denkt an die Situation der deutschen Seeleute. Dann ist es mit der Sentimentalität ganz schnell wieder vorbei. Wir müssen aufpassen, dass von der Hafenwirtschaft in einigen Jahren nicht nur eine Touristenattraktion übrig bleibt.

Kol / 62

MEIN KAFFEEAUTOMAT SABBELT ZU VIEL

Vor Kurzem habe ich einen Kaffeeautomaten gekauft. Sie wissen schon, eines dieser Geräte, die mit ihrem Besitzer kommunizieren können. Ich möchte einfach einen Kaffee ziehen, doch der Automat teilt mir ständig mit, wonach ihm gerade ist. »Tropfenschale leeren«, »Wassertank füllen«, »Bohnen sind alle«. Eben gab er mir einen Befehl nach dem anderen, und als er schließlich gereinigt werden wollte, habe ich fluchend den Aus-Schalter gedrückt und zwei gehäufte Teelöffel mit Kaffeepulver in einen Becher geschippt. Wie in den alten Zeiten an Bord.

Ich dachte an früher, als wir ohne Kaffee gar nicht auskamen. Kaffee war unser Seelentröster, unser Weckmittel, unser Geschmacksverstärker. Wie wichtig er war, will ich am Beispiel einer Reise von Hamburg nach Chicago erklären. Hatten wir Kanada erreicht, lief es so: frühmorgens in Montreal Ladeluken öffnen und aufrichten, Ladung löschen, abends Luken schließen, Ladebäume runter, auslaufen. Die ganze Nacht hindurch folgte eine Schleuse nach der nächsten, bis wir morgens in Toronto einliefen, wo die Löscharbeiten begannen. Nachts ging ich wieder Wache, morgens kamen wir in Buffalo an, wo das übliche Prozedere ablief, wie auch in Detroit, Port Arthur und Milwaukee bis nach Chicago, dem Endpunkt der Reise. Wo wir neue Ladung aufnahmen – und alles von vorne begann.

Schlaf war in diesem Konzept nicht vorgesehen. Schlaf? Wenn wir Glück hatten, bekamen wir in zwei Nächten ein paar Stunden Ruhe, im Jargon

»Bauernnächte« genannt. Ohne Unmengen von Kaffee, der einen durch den Tag brachte, war dies alles nicht auszuhalten.

Ich trinke meinen Kaffee seither immer schwarz und mag ihn stark geröstet, wie in Italien und Spanien. Ich halte es mit einem arabischen Sprichwort, das besagt, wie der perfekte Kaffee zu sein hat: »Süß wie ein Mädchen in der ersten Nacht soll er sein, heiß wie nach einer Woche und schwarz wie die Flüche der Mutter, wenn sie davon erfährt.« So ungefähr jedenfalls geht das Sprichwort, ich habe es, zugegeben, etwas frei interpretiert.

Den besten Kaffee meines Lebens erinnere ich noch gut. Es war am Morgen nach dem schlimmsten Sturm auf dem Nordatlantik. Der Strom war zurück an Bord und ich genoss jeden Schluck, mit dem Wissen, dass wir überlebt hatten. Ein Becher Kaffee konnte auch ein Seelentröster sein – und ein Türöffner für pfiffige Matrosen. Wir gingen immer zu dritt Wache, ein Offizier und zwei aus der Crew. Die armen Kerle standen bei kaltem Wind und garstigem Regen auf der Nock der Brücke. Brachten sie mir einen Kaffee mit, ließ ich sie im Inneren der Brücke ihren Dienst verrichten. Ein stilles Abkommen unter Kaffeetrinkern.

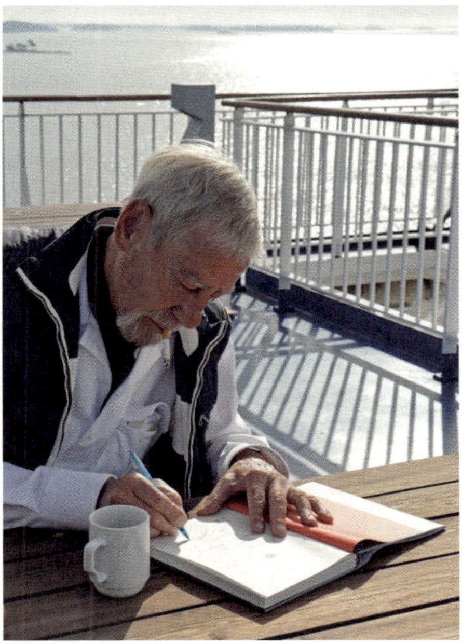

Kol / **63**

RUSSLAND UND DIE AFD: NULL PUNKTE

Vom Eurovision Song Contest (ESC) letzte Woche habe ich nicht viel mitbekommen. Ich bin beim Umschalten kurz hineingeraten, sah ein seltsam verkleidetes Mädchen mit einem Geweih aus Plüschtieren über die Bühne stapfen und dachte: »Ach du Scheiße.« Diese Sendung ist nichts für mich, ich höre Johnny Cash. Was in den Tagen danach geschah, war dann noch absurder.

Zunächst meldeten sich diese Deutschländer Würstchen von der AfD. Sie sehen im Abstimmungsverhalten der anderen Länder kein Zeichen für Reste von musikalischem Geschmack, sondern ein Votum gegen die Flüchtlingspolitik Merkels. Na klar, weil im Kanzleramt auch das Kostüm zusammengenäht wurde! Demnächst deutet die AfD auch noch den Vogelflug zum Naturvotum gegen die Kanzlerin um: »Seht ihr, jetzt hauen sogar schon die Vögel ab!« Dass AfD-Politiker Björn Höcke, dieser Westentaschen-Goebbels, bei einer Veranstaltung in Paderborn von einer »Vergewaltigung« durch Leute sprach, die »nicht einen Funken Vaterlandsliebe im Leib« hätten und damit Windräder (!) meinte, passt zum Geschrei dieser sogenannten »Alternative«.

Wenig später meckerten dann die dauerbeleidigten Russen über den ESC: Ein Skandal, dass die Ukraine mit dem Lied »1944« über die Verfolgungen der Krim-Tartaren gewonnen hat! Der wahre Skandal scheint mir eher zu sein, dass pro-russische Soldaten systematisch Menschen in der Ost-Ukraine entführen und foltern. Viertausend Fälle sind von unabhängigen Hilfsorganisationen dokumentiert. Aber was ist das schon gegen ein Lied, mit dem man schlecht dasteht?

Überhaupt, Putins Russen: kein Tag ohne Nachrichten, die sich wie schlechte Vorlagen aus Zeiten des Kalten Krieges lesen. Russische Hackerattacken gegen den Bundestag. Russische Geheimdienste, die im großen Stile Propaganda in den sozialen Netzwerken verbreiten, um unsere Demokratie von innen zu zersetzen. Russisches Doping im großen Stil, wie zu Zeiten, als Speerwerferinnen aus dem Ostblock mit Brustbehaarung aufliefen.

Was mich erstaunt und sauer macht, ist die lasche Reaktion hierzulande. Eine Gleichgültigkeit, die ich mir kaum erklären kann. Selbst russische Raketen auf Krankenhäuser in Aleppo werden nonchalant zur Kenntnis genommen. Schwamm drüber?

Es passt ins traurige Bild, dass die AfD sich Putins Russland annähern will, wie auch den französischen Rechtsextremen vom Front National oder von der FPÖ in Österreich. »Die AfD – das sind Brüder im Geiste von Wladimir Putin, Donald Trump und Recep Tayyip Erdoğan: nationalistisch, autoritär und frauenfeindlich«, schrieb Justiziminister Maas (SPD) in dieser Woche. Besser kann ich es auch nicht auf den Punkt bringen.

Kol / **64**

DAS EISKALTE ENDE FÜR DIE HAMBURG FREEZERS

Eishockey ist ein Spiel ganz nach meinem Geschmack: Es ist hart und schnell, und wenn es etwas auszutragen gilt, wird das ohne Umschweife zwischen Männern geregelt. (Was ich beim Fußball zuletzt an Flugeinlagen, Pöbeleien gegen den Schiedsrichter und Mimosigkeiten gesehen habe, verdirbt mir den Spaß am Spiel.) Die Hiobsbotschaften über die Hamburg Freezers, die ich seit Tagen in meiner MOPO lese, machen mich sauer. Deren eiskalte Abwicklung ist eine Frechheit auf so vielen Ebenen.

Die Ankündigung der Anschutz Entertainment Group (AEG), keine Lizenz für die neue Saison zu beantragen, traf Management, Spieler und vor allem Fans völlig überraschend. Wieso, frage ich mich, bereitet man einen solchen Schritt nicht vor? Das weiß man doch vorher. Wieso gibt man dem Verein nicht eine reelle Chance, es doch noch irgendwie zu schaffen? Es geht hier nicht um eine Firma, die Schrauben oder Gewürzgurken herstellt. Es geht um eine emotionale Marke mit Fans, die ihre Freizeit mit dem Verein verbracht haben. Das Vorgehen zeigt einen Mangel an Respekt vor den eigenen »Kunden« – und es sollte noch schlimmer kommen.

»Wenn nicht ein Wunder geschieht, ist es vorbei«, sagte ein Sprecher. Doch es gab genau dieses Wunder. Wie es sich für einen Kapitän gehört, ging der Spieler Christoph Schubert im Sturm voran und initiierte eine Rettungsaktion. 1,25 Millionen Euro kamen innerhalb weniger Tage zusammen.

Was für eine Leistung! Chapeau, von Käpt'n zu Käpt'n. Doch dann? Die Bosse der AEG kümmerte es, als sei in Stellingen ein Eishockeyschläger umgefallen. Ich frage: Was soll diese Arroganz? Warum ist man nicht einmal in den Stunden der Abwicklung ehrlich zu Spielern und Fans? Die endgültige Entscheidung war doch längst gefallen. So ist der Beigeschmack noch schaler.

Das Ende der Freezers ist peinlich für eine Großstadt wie Hamburg. Kein Handball mehr, kein Eishockey, kein Volleyball, demnächst vermutlich kein Radrennen. Vom Fußball abgesehen, ist Buxtehude dabei, Hamburg in Sachen Sport abzuhängen. Auch ein »Verdienst« jener, die vor einigen Wochen gegen Olympia gestimmt haben, weil sie Angst hatten, vor was auch immer. Im Leben ist es so: Wenn man immer gegen alles ist, bewegt sich am Ende nichts mehr. Ganz einfach. Olympische Spiele hätten die Vielfalt des Spitzensports in unserer Stadt gesichert, was anderes kann mir keiner erzählen. Die Miesepeter haben nun gewonnen.

Mir tut es leid für die Fans der Freezers und die Mitarbeiter, die ihren Job verloren. Und für alle, die in unserer Stadt gerne Sport sehen. Wird höchste Zeit, dass wenigstens unser HSV wieder erfolgreicher spielt.

Kol 65

IM STREICHELZOO AUF HOHER SEE

Letzte Woche war ich unterwegs, wo es mir am besten gefällt: auf See. Nicht auf einem Frachter, sondern auf einem Kreuzfahrtschiff. *Heimathäfen* hieß die Reise auf der MS *Hamburg*, es ging von Hamburg nach Borkum, Helgoland und Bremerhaven, eine Kreuzfahrt vor der eigenen Haustür mit Insulanern und dem Tatort-Kommissar Dietmar Bär an Bord. Platz für 450 Passagiere hat die MS *Hamburg*: ein elegantes, gemütliches Schiff. Schöner Name, schönes Schiff.

Ich saß an Deck, trank Kaffee, rauchte Zigaretten und genoss es, die Wellen zu beobachten. Die See wird mir niemals langweilig, bis heute nicht. Viele Passagiere erkannten mich und stellten mir Fragen, zum Beispiel, was ich von der neuen Generation von Riesenschiffen halten würde. Auf der AIDA*prima*, die beim Hamburger Hafengeburtstag mit großem Feuerwerk getauft wurde, gibt es einen Minigolfplatz und einen Klettergarten. Minigolf auf hoher See? Ich weiß nicht, was das soll, und ein Klettergarten gehört für mich nicht auf Wellen, sondern in den Wald. Es geht aber viel schlimmer.

In Frankreich wurde nun die *Harmony of the Seas* in Dienst gestellt, der größte schwimmende Freizeitpark der Welt. Kabinen für 6400 Passagiere, 2100 Besatzungsmitglieder, macht zusammen 8500 Menschen an Bord. Es gibt einen »Central Park« mit 12 000 Pflanzen zum Spazierengehen, zwei Kletterwände, diverse Pools, Surfsimulatoren, eine, Sie lesen richtig: Seilbahn, drei

Wasserrutschen, eine, Sie lesen wieder richtig: Eislaufbahn sowie ein Theater, in dem ein eigens komponiertes Musical aufgeführt wird. Dazu Spielcasinos und so viele Kurse in allem möglichen Quatsch, dass es den Rahmen dieser Kolumne sprengt. Als kritischer Kapitän muss ich trotzdem anmerken: Mir fehlt etwas. Ein Streichelzoo mit mindestens 120 000 Meerschweinchen, Kaninchen und Hängebauchschweinen zum Beispiel.

Im Ernst: Ich bin gerne auf See, weil ich die Salzluft zum Atmen brauche und die Weite genieße. Ich kann nicht verstehen, warum Kreuzfahrer mit Zigtausenden die Enge teilen, nur um zu shoppen, zu mampfen oder sich bespaßen zu lassen. Was ist nur los mit den Leuten? Und noch wichtiger scheint mir die Frage zu sein, was im Notfall geschieht. Aus meiner Sicht ist es völlig unmöglich, eine Kleinstadt geordnet von Bord zu evakuieren, gerade bei schlechtem Wetter.

Ich habe einen Vorschlag an die Reedereien: Es merkt ohnehin niemand mehr, ob er auf dem Meer unterwegs ist. Das einzige Wasser, das die meisten Passagiere sehen, schwappt im Swimmingpool. Baut die Maschine aus, lasst das leise Brummen der Schiffsmotoren vom Band über die Bordlautsprecher laufen – und lasst das Schiff im Hafen.

Kol / **66**

ICH BIN FAN VON TEAM BOATENG

Seit gestern befindet sich unser Land wieder in der fünften Jahreszeit, wie immer, wenn ein großes Fußballturnier ansteht. Meine Nachbarn klemmen schwarz-rot-goldene Fahnen an die Außenspiegel ihrer Autos, beim Bäcker gibt es »Doppelpass-Brot« und alle haben die kommenden Wochen nur ein Thema: Deutschland im Euro-Fieber! Ich kann als alter Seemann mit Fußball sonst wenig anfangen. Nach meinem Geschmack sind zu viele Milliarden im Spiel, zu viel Mimosigkeiten auf dem Rasen, und am Ende gewinnen sowieso die Bayern.

Doch die Spiele der Nationalelf schaue ich gerne an. Nicht nur, weil Jogis Jungs Eleganz in die Stadien bringen. Ich mag die Zusammensetzung der Mannschaft: Ein deutsches Team mit Stars wie Özil, Can, Podolski, Khedira, Gündoğan, Tah und Boateng zeigt, dass der Sport manchmal der Gesellschaft voraus ist. Die Elf ist ein Beispiel für gelungene Integration und beweist, was möglich ist, wenn alle zusammenarbeiten. Wenn die Kamera während der Hymnen die Spielerreihe abfährt, zeigt sie Gesichter eines weltoffenen Deutschlands, das mir gut gefällt.

Natürlich behagt es manchen Rechtsauslegern, für die eine deutsche Mannschaft am besten aus einem blonden Ensemble von Müllers, Meiers, Krupps und Stahls besteht, überhaupt nicht. Die »Nachbar«-Auslassungen von AfD-Gauleiter Gauland zu Boateng sind nichts anderes als Rassismus mit Hundekrawatte. Die Aussagen von Frau Petry, dass sich Mesut Özil (in

Gelsenkirchen geboren) »unpatriotisch« verhalte, weil er Muslim ist und sich dazu bekennt, sind in ihrer Rückständigkeit abstoßend. Dass Frau von Storch gar behauptet, Kanzerin Merkel wolle die Nationalelf abschaffen und durch eine »EU-Auswahl« ersetzen, kann man längst nicht mehr ernst nehmen. Um im Bild des Fußballs zu bleiben: Es gibt zu viele braune Pfosten in unserem Land. Die Aktion des CDU-Abgeordneten Sven Petke, der im Boateng-Trikot zur Landtagssitzung in Potsdam erschien, um ein Zeichen gegen Gaulands Aussagen zu setzen (»Ich schäme mich, dass dieser Mann im Parlament ist.«), war für mich ein Höhepunkt der vergangenen Woche.

Mir ist herzlich egal, wer die Hymne wie laut mitsingt. Früher wurde laut gesungen und mies gekickt – mir ist das andersrum lieber. Ich wünsche mir, dass sich unsere Fans benehmen und beispielsweise auf diese unsäglichen »Sieg«-Rufe verzichten. Da läuft mir immer ein Schauder durch den Körper. Ich hoffe auf Spiele ohne die Angst vor Terroranschlägen, auf schöne Feste und Freude, die ganz Europa verbindet. Wenn wir die EM gewinnen: fein. Wenn nicht, ist es auch nicht so wichtig.

Herrgott, es bleibt ein Spiel.

Kol / **67**

WARUM WIR UNS GEGEN DUMMHEIT WEHREN MÜSSEN

Donald Trump, der Präsident der USA werden will, hat in dieser Woche wieder einiges gesagt, das mich fassungslos macht. Die Opfer des Anschlags auf einen Schwulenklub in Orlando waren noch nicht identifiziert, da missbrauchte er das Massaker schon für seine Zwecke. Er twitterte Anschuldigungen gegen Muslime, die sich kurz darauf als falsch herausstellten. Wenig später sagte er diesen Satz: »Belgien ist eine wundervolle Stadt.«

Vielleicht erklärt ihm bei Gelegenheit jemand, dass Heidi Klum nicht die Kanzlerin von Deutschland ist und Hamburg kein belegtes Brötchen. Trump wäre selbst als Hausmeister im Weißen Haus eine Zumutung. Seine Methode: Hass verbreiten, hinterher relativieren und auf diese Weise immer im Mittelpunkt stehen, weil sich seine Gegner (zu Recht) furchtbar aufregen und ihn seine Anhänger verteidigen. Das Ergebnis: Schwachsinn. Doch die Stimmung ist aufgeheizt.

Nach einer ähnlichen Methode verfahren die modernen Demagogen überall, bei uns zuletzt in der Debatte um den »Nachbarn Boateng«. Alles nicht so gesagt, alles nicht so gemeint. Lügenpresse! Das Gift aber träufelt in unsere Gesellschaft ein und es wirkt. Dinge, die vor Kurzem noch unsagbar waren, weil sie schäbig sind und grundfalsch, werden nun ganz selbstverständlich ausgesprochen. Ein Nährboden entsteht: für Ausgrenzung, für Vorurteile, auch für Gewalt.

Ich meine nicht ein Übermaß an politischer Korrektheit, wahrhaftig nicht. Als Raucher musste ich mir einiges anhören, wegen meiner Puff-Geschichten, als ich auf den Färöer-Inseln zu Besuch war (»Wal-Mörder!«) oder weil ich das schlimme Verbrechen beging, versehentlich bei McDonald's einen Kaffee zu trinken. Die Debatten, besonders jene in den Sozialen Medien, werden immer schriller. Vielen fehlt die Kinderstube, manchen der Anstand – einige sind einfach nur dumm. Früher hätten sie die Schnauze gehalten, weil ihnen niemand zuhörte. Heute posten sie auf Facebook, und weil es immer mehr solcher »Experten« werden, entgleisen Debatten und es schaukelt sich ein gewalttätiges Klima auf. Früher war ein charakterschwacher Depp ein Außenseiter. Heute, im Internet-Zeitalter, kandidiert so einer für das wichtigste Amt der Welt.

Als ich meine Meinung zu Trump auf meiner Facebook-Seite postete, beschimpfte jemand pauschal alle »Ammis«. Er schrieb es wirklich mit zwei »m« und baute in zwanzig Wörter neun Rechtschreibfehler ein. Ich wies auf die orthografischen Defizite hin, worauf er blaffte, dies sei seine »künstlerische Freiheit« und ich sei ein »alter Scheiß Spießer«.

Ich habe ihn kommentarlos blockiert und seinen Blödsinn gelöscht. Wenn es nur immer so einfach wäre.

Kol / **68**

KURS FINNLAND: DER KÄPT'N REIST IN DIE VERGANGENHEIT

Diese Kolumne kommt aus einem Knast, doch keine Sorge: Sie müssen keine Kaution für mich zusammenkratzen. Wir sind gerade in Helsinki angekommen und haben im »Hotel Katajanokka« eingecheckt, dem ehemaligen Gefängnis der Hauptstadt. Die Pritschen haben sie gegen bequeme Betten getauscht, es gibt eine Minibar, feines Interieur, und ich lasse mich gerne unter vier Sternen »einsperren«, auf dieser Reise in meine eigene Vergangenheit.

Meine erste Fahrt als Schiffsjunge ging nach Helsinki, das war 1952. Mit dem Gaffelschoner *Argonaut*, einer uralten Seegurke, auf der wir furchtbar froren und wegen des geizigen Alten hungerten. 64 Jahre später saß ich mit einem schwarzen Kaffee und einer Zigarette auf dem Sonnendeck und schaute mir kurz vor Mitternacht die blaue Stunde über der Ostsee an.

Fähren, habe ich gelernt, sind auch nicht mehr das, was sie mal waren, mit ranzigen Schlafsitzen, schlechtem Essen und miesepetrigen Stewards. Die *Finnstar* hat schon etwas von einem Kreuzfahrtschiff. Von meiner Kabine aus sah ich den Bug und die Wellen, das Essen schmeckte und es gab – wie es sich für echte Finnen gehört – sogar Saunen an Bord. Kapitän Juha Suominen, den ich auf der Brücke besuchen durfte, ist ein Seemann mit Format. Er erzählte mir, dass es wegen der Computersysteme keinen Sextanten und nicht eine Seekarte (!) mehr an Bord gibt. Ich fragte fassungslos: »Was macht ihr denn, wenn der Strom komplett ausfällt?« Suominen hat auch nur mit dem Kopf geschüttelt.

Helsinki habe ich kaum wiedererkannt, als wir durch die Straßen am Marktplatz spazierten und auf einem Ausflugsboot den Hafen erkundeten. Zu meiner Zeit legten die Frachtschiffe direkt in der Innenstadt an. Ich ging damals zu Fuß zum Stadion und sah die Wettkämpfe der Olympischen Spiele an, den legendären Läufer Emil Zátopek. Auf dem Rückweg verlief ich mich und kam viel zu spät zurück an Bord. Der Alte war außer sich. Zur Strafe strich er mir den Landgang.

An der Stelle, an der die *Argonaut* festmachte, liegt heute ein Kreuzfahrtschiff, und Touristengruppen trotten hinter Guides mit Schildern her. Alles wirkt heute quirliger und lebendiger, und nur die weiße Kathedrale erinnert mich an früher. Wir schmuggelten damals Schnaps, der unbezahlbar war, und wir Matrosen liefen überhaupt gerne finnische Häfen an, weil sich brave Mädchen auf der Suche nach sexueller Fortbildung an den Kais herumtrieben. Sie denken jetzt: »Schwandt spinnt Seemannsgarn«, aber das war damals so.

Morgen geht es weiter, auf die Åland-Inseln, bei denen ich automatisch an schwarze Wolken aus Mücken denke. Jetzt freue mich aber erst mal auf eine Nacht im Knast.

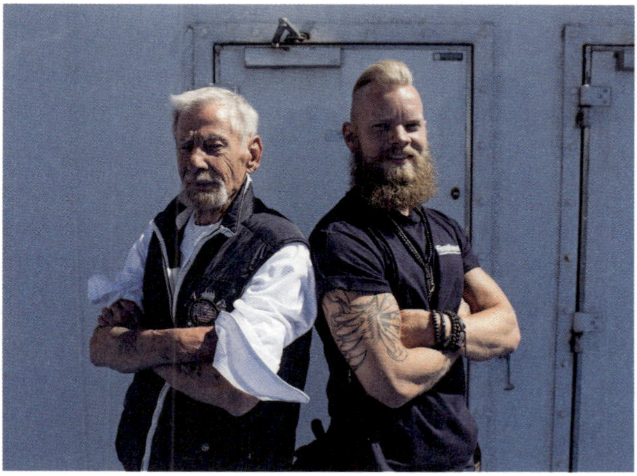

Kol / **69**

MITTSOMMER AUF DEN ÅLAND-INSELN

Kurz vor Mitternacht scheint die Sonne aus einem Himmel ohne Wolken. Ich sitze auf einem Steg, rauche noch eine letzte Zigarette und sehe hinüber zur Viermastbark *Pommern*. Kleine Wellen platschen an die Pier, ein Möwenschrei über der Ostsee, es ist ein Abend wie aus einem Werbeprospekt. Mittsommer auf Åland, einer Inselgruppe zwischen Finnland und Schweden.

Im Museum von Mariehamn fand ich die Postkarte eines Gaffelseglers, eines der kleinen Schiffe, auf denen ich bei meinen ersten Reisen als Schiffsjunge unterwegs war. Tief verschüttete Erinnerungen kamen zurück. An harte Arbeit, weil Holzbrett um Holzbrett einzeln verladen wurde. An Mädchen, die auf der Suche nach sexuellen Abenteuern an die Pier kamen. An Mücken, dunkle Schwärme von Mücken, die uns fertigmachten. Und an billigen Schnaps, den wir schmuggelten. Heute, 63 Jahre später, liegen die Dinge anders: Mit den Mädchen ist es vorbei, Schnaps rühre ich seit Jahrzehnten nicht mehr an und eine Mücke ist mir bislang auch noch nicht untergekommen.

Ich genieße diese Reise nach Åland, zurück in meine Jugend. Der Frieden über den Schären, das Abendlicht über einer alten Poststation, einen Bootsausflug zum Leuchtturm von Sälskär. Ich bin dahin zurückgekehrt, wo meine Zeit als Seemann begann, und ich spüre Zufriedenheit am Ende meines Lebens. Sicher, ich habe manchen Fehler gemacht, aber die gehören dazu. Würde ich alles wieder so machen? Ja, würde ich. Die beste Entscheidung war es, Seemann zu werden, rauszugehen in die Welt, immer wieder um die nächste Ecke zu blicken.

Der Tod beschäftigt mich heute nicht mehr. Ich wollte 80 Jahre alt werden, das war meine Ziellinie, und nächste Woche ist es so weit. Ich spüre keine Angst vor dem Tod. Es ist erstaunlich, dass ich so alt geworden bin, trotz des Raubbaus, den ich an meinem Körper betrieben habe. Zwei Packungen Zigaretten täglich, mindestens, seit sechs Jahrzehnten, dazu die Sauferei der früheren Tage.

Heute muss ich einige Tabletten schlucken, ständig meinen Blutzuckerspiegel messen und Insulin spritzen, zu jeder Mahlzeit, weil mir Ärzte, die ich nur »Weiße Wolken« nenne, die Bauchspeicheldrüse entfernt haben (was, wie sich später herausstellte, falsch war). Beschwere ich mich deshalb? Nein, tue ich nicht. Ich bin dankbar. Ich glaube, es kommt im Leben auf die Einstellung an. Klingt wie eine Weisheit aus dem Küchenkalender, aber es stimmt: Manche verstehen einfach nicht, wie gut sie es haben. Meine Frau Gerlinde hat als Schwester im Krankenhaus gearbeitet und wirklich schlimme Schicksale erlebt, junge Frauen, die gegen den Krebs verloren. Also: Will ich mich darüber aufregen, dass ich ein paar Tabletten schlucken muss? Ich stecke mir lieber noch eine Marlboro an und genieße die Mittsommernacht.

Kol / **70**

HEULDOCHSON

Das Halbfinal-Aus unserer Mannschaft passt für mich zu einer Europameisterschaft, die für mich schmeckt wie abgestandener Apfelsaft: sehr bitter im Abgang. Nicht falsch verstehen: Ich freue mich für Frankreich! Unser Nachbarland hat die Freude nach einem furchtbaren Terrorjahr verdient. Unser Team um Boateng, Khedira und Co. hatte zuerst Pech, dann kein Glück und am Ende viele Verletzte. Eine Bitte: Fangt nicht mit der Selbstzerfleischung an!

Im Kern sollte Fußball ein Sport sein, keine politische Veranstaltung. Doch es gilt heute als mehr als ein Spiel, es ist ein Spiegel der Gesellschaft geworden. Was man darin sah, vor allem in den ersten Wochen, war zum Wegschauen. Prügelnde Russen-Paramilitärs, besoffene England-Hooligans, denen man den Brexit wünschte, zündelnde Kroaten, die der eigene Trainer »Terroristen« nannte. Schön war das alles nicht. Ob es eine gute Idee ist, die nächste WM in Russland zu spielen?

Die kleinen Nationen haben die EM gerettet. Feiernde Iren und Nord-Iren, immer gut gelaunt und Europameister an jeder Theke. Die tapferen Waliser, die so wunderbar sangen. Und natürlich Island, dieses kleine Inselland, das mehr Leidenschaft und Kameradschaft aufs Spielfeld brachte als andere Nationen. Ihr Ruf »Huh«, der nach Wikingerhorde mit akuter Hungerattacke klingt, sorgte für ein Gefühl, das ich bis dahin noch nicht aus dem Turnier kannte: Freude, ehrliche Freude. Fantastisch, was ein solch kleines Land leistet, das zusammenhält.

Ansonsten schaltete ich den Fernseher meist nur ein, wenn ich einnicken wollte, und beim Spiel Albanien gegen Rumänien sah ich Szenen, die ich aus dem »Walhalla« kenne, einer berüchtigten Hafenkaschemme von Rotterdam. Dort ging es häufig mit »Migränestiften« zur Sache, wie wir ausgerissene Stuhlbeine nannten, die Kopfschmerzen verursachten. Die Narbe auf meiner Nase ist ein Souvenir aus dem »Walhalla«.

An eines muss ich leider auch erinnern. Die Europameisterschaft begann für die deutsche Elf mit einem rassistischen Kommentar von AfD-Gauland. Sie endet mit einem rassistischen Kommentar von AfD-Storch. Natürlich ist das Kalkül dieser Rechtsradikalen, durch die Empörung in der Diskussion zu bleiben. Doch ich finde, wir müssen widersprechen, laut und deutlich. Auch alle Bürger sollten es bei den nächsten Wahlen tun: eine Partei ins Abseits stellen, die längst rechtsaußen steht.

Morgen Abend bin ich für Frankreich. Allez les Bleus! Ich hoffe, es gibt keine Gewalt – und ich sehe die wandelnde Geltube Ronaldo in jener Rolle, in der ich ihn am liebsten mag:

Heuldochson.

Kol / **71**

POKÉMON GO:
ICH WAR SELBST EIN KLEINES MONSTER

An den Anblick von Menschen, die in ihre Telefone starren, als befinde sich darin die Weisheit der Welt, habe ich mich gewöhnt. Nun aber wird es noch seltsamer mit der »Generation Wischfinger«, wie ich gestern in der Hamburger Innenstadt feststellte. Junge Leute, die fast unter die Straßenbahn laufen, um kleine Monster zu fangen und mit ihnen zu kämpfen. Das Spiel *Pokémon Go* verbindet die virtuelle mit der echten Welt, ist extrem erfolgreich und wird dafür sorgen, dass es in nächster Zeit – siehe Straßenbahn – keinen Mangel an Organspendern gibt.

Solange es uns so gut geht, dass wir Zeit für derlei Dinge habe, scheint alles in Ordnung. Vermutlich ist es auch ein Fortschritt, dass Teenager nicht mehr vor ihren Rechnern hocken, sondern sich an der frischen Luft bewegen. Ich mag auch gar nicht den alten Miesepeter geben, der sich darüber aufregt, wie bekloppt die Welt geworden ist. Mir sind junge Leute, die kleine Monster jagen, deutlich lieber als junge Leute, die Flüchtlinge beschimpfen und Helfer zusammenschlagen, wie in dieser Woche in München geschehen.

Ich bin auch deshalb still, wenn ich daran denke, was wir früher getrieben haben. Zu meiner Matrosenzeit waren wir die »kleinen Monster«. In Chicago zum Beispiel. Mit Horst Lackman aus der Maschine, einem kräftigen Kerl mit kantigem Gesicht, trank ich Blue Curaçao, ein furchtbar süßes Zeug mit Kopfschmerz-Garantie. Wir waren schon besoffen, als wir an Land gingen, an der Mündung des Calumet River. Zu den Bars der Innenstadt war es weit, und wir kamen an einem Gebrauchtwagenhändler vorbei. Horst versuchte, einen funkelnden Chevy zu knacken, doch der Motor sprang nicht an. »Nun mach schon«, beschwor ich ihn, doch die Karre machte keinen Mucks. Stattdessen hörten wir Schreie. Wachleute! Wir rannten los, eine Böschung hinauf und einen Bahndamm entlang, ich verlor meine Sandalen. Lauf, Pokémon Jürgen, lauf! Ich lief barfuß über die Steine, es brannte höllisch, doch stehen zu bleiben war keine Option, das war klar. Hinter einem Stellwerk versteckten wir uns. Dann sahen wir die Gruppe, die näher kam: wütende Männer, mit Stöcken und Steinen bewaffnet. Autodiebe sind in den USA noch heute so beliebt wie Pferdediebe.

Wir hoben die Hände, zum Zeichen der Aufgabe, doch ich möchte mir nicht ausmalen, was geschehen wäre, wenn nicht im letzten Augenblick eine Sirene zu hören gewesen wäre. Im letzten Moment kamen die Cops. Sie zogen die Waffen, legten uns Handschellen an und fuhren uns zur Wache.

Wie ich aus dieser Nummer wieder herauskam, erzähle ich dann nächste Woche. Auf *Pokémon Go* finden Sie so etwas nicht.

Kol / 72

DIE LEGENDE DER AUTOKNACKER VON CHICAGO

Als treuer Leser meiner Kolumne wissen Sie, wo es heute weitergeht. In Chicago, Anfang der 1950er-Jahre: Mein Kumpel Lackmann und ich wollten beim Landgang den Weg vom Schiff in die Stadt abkürzen, indem wir den Chevy eines Gebrauchtwagenhändlers zu knacken versuchten. Funktionierte nicht – dafür war ein wütender, bewaffneter Mob hinter uns her. Ich war nie wieder in meinem Leben so froh, eine Polizeisirene zu hören.

Die Cops zogen Waffen, schauten so grimmig, wie man das von Polizisten in Chicago erwarten darf, und brachten uns zur Wache. Sie überprüften unsere Papiere und berieten, was zu tun sei: Wir waren Seeleute, ziemlich betrunken und nach amerikanischem Recht minderjährig. Untersuchungshaft? Sie fuhren mit uns zum Schiff. In Handschellen mussten wir über die Gangway gehen. Es war mitten in der Nacht, der Alte schlief, doch die Cops ließen ihn wecken.

Als Kapitän Steffen, ein fülliger Typ mit dem Gesicht eines Bauern, im Schlafanzug auf der Brücke erschien, wirkte er verknittert und so, als wandele er durch seinen eigenen Traum.

»Captain, achten Sie gefälligst darauf, dass Minderjährige keinen Alkohol bekommen!«, schnauzten die Cops. »Und sorgen Sie für eine angemessene Strafe. Dann vergessen wir die Sache!«

Der Alte nickte, grunzte etwas, er wollte nur zurück in seine Koje.

Ich konnte unser Glück kaum fassen: Statt Gefängnis in Chicago, was ich mir wenig einladend vorstellte, ein Gratis-Taxi zurück an Bord! Es blieb auch Zeit, eine überzeugende Ausrede vorzubereiten. Am nächsten Morgen – ich arbeitete in einer der vorderen Luken – rief mich der Bootsmann. »Schwandt, los, zum Alten!« Er erwartete mich auf der Brücke und musterte mich aus schmalen Augen:

»Was war los letzte Nacht?«

Er hatte wenig mitbekommen, was am Schlaf lag und auch an seinen übersichtlichen Englischkenntnissen.

»Wissen Sie, Lackmann und ich, wir waren in einer Bar. Draußen wurde ein Auto geklaut, die Polizei suchte Zeugen, und dann gab es ein komisches Missverständnis, weil wir ja minderjährig sind und keinen Alhohol trinken dürfen«, flunkerte ich. Der Alte musterte mich skeptisch, ganz überzeugt schien er nicht zu sein.

»Missverständnis, soso. Zurück an die Arbeit!«

Ich nickte, verließ langsam die Brücke und rannte dann, als ich außer Sichtweite war, so schnell ich konnte in die Maschine. Ich flog die Niedergänge regelrecht hinunter und fand meinen Kumpel Lackmann. »Hör zu, der Alte weiß von nichts – das hier ist unsere Geschichte.«

Ein paar Minuten später tischte Lackmann dem Kapitän meine Lügenstory auf. Steffen brummte etwas von »hysterischen Amis, die spinnen wohl« und schüttelte den Kopf. Damit war der Fall erledigt.

Kol / 73

DIE DAME OHNE UNTERLEIB

Einmal im Jahr bummeln meine Frau Gerlinde und ich über den Dom, das ist für uns Pflicht, genau wie ein Besuch bei Hagenbeck. Wir mögen das Bunte, das Fröhliche, die Rufe der Schausteller, den Geruch nach Waffeln und gebrannten Mandeln. Ich erinnere mich noch gut an meine ersten Besuche, kurz nach dem Krieg, als neues Leben aus den Trümmern Hamburgs erwuchs. Aus heutiger Sicht war das Angebot rührend einfach, aber wir waren dankbar für ein wenig Farbe im tristen Leben. Es gab noch Buden, in denen man mit Stoffbällen auf Pyramiden aus verbeulten Konservendosen warf. Auf einem »Hau den Lukas« versuchten junge Männer, den Zeiger auf die 100 zu schlagen, und sie wurden, wenn es ihnen nicht gelang, von der Menge verspottet.

Schausteller priesen ihre Kuriositäten an, wie die Schlange mit zwei Köpfen oder die Dame ohne Unterleib. Eine Sensation bot das Zelt der Bauchtänzerinnen, leicht bekleidete Schönheiten, die wir uns als junge Kerle gerne aus der Nähe besahen. Nebenan stand der Ring der Rummelboxer: Wer den Meister bezwang, bekam 30 Reichsmark. Es gab viele blutige Nasen in diesem Zelt. Höhepunkt war für uns immer die Fahrt im Kettenkarussell, wenn wir uns gegenseitig Schwung gaben und durch die Hamburger Nacht flogen und uns frei fühlten.

Kulinarisch basierte das Angebot auf Pferdebockwurst und Limonade, wahlweise Waldmeister- oder Erdbeergeschmack, ein fürchterliches Gesöff, giftgrün oder leuchtend rot eingefärbt, eine mit Aromastoffen und Zucker versetzte Plörre. An jeder zweiten Ecke stand ein Leierkastenmann und orgelte Volksweisen.

Heute hat sich der Dom verändert, wie alles im Leben, und nicht alle Neuerungen bedeuten einen Fortschritt. Kettenkarussell fahre ich mit 80 Jahren schon lange nicht mehr. Mir wird oft schon vom Zuschauen schwindelig, so rasant geht es zu. Der Leierkastenmann wurde abgelöst durch entsetzlich lauten Discostampf, der meinen Hörgeräten schwer zusetzt. Die einfachen, bunten Glühbirnen von einst sind grellen Stroboskop-Blitzen gewichen.

Gern schaue ich einen Moment den Kinderkarussells zu, erfreue mich an den strahlenden Gesichtern der Lütten. Die Mädchen winken bei jeder Runde der Oma, die Jungs steuern todernst ein Polizeiauto unter Blaulicht im Kreis. Mein Dombesuch von heute beschränkt sich auf die Fressbuden: Fischbrötchen mit Schillerlocken, dann Burgunderschinken im Rundstück, danach eine Tüte Schmalzgebäck, beim Weitergehen gebrannte Mandeln und obendrauf ein Softeis. Wenn mir dann noch nicht schlecht ist, eine Salzgurke aus dem Holzfass. Leichte Übelkeit ist ein Zeichen für einen erfolgreichen Bummel. Ab nach Hause, bis zum nächsten Jahr.

Kol / **74**

ALS ICH MIT DEM RAUCHEN AUFHÖRTE

Auf meiner Facebook-Seite werde ich gelegentlich dafür kritisiert, dass ich rauche. Ich sei ein schlechtes Vorbild, heißt es. Nur: Ich wollte nie ein Vorbild sein. Jeder sucht sich seine Vorbilder selber. Ich rauche seit 64 Jahren, mehr als zwei Packungen täglich, und habe ausgerechnet, dass das knapp eine Million Zigaretten macht. Ich achte darauf, mit meinem Laster niemand anderen zu belasten. Da ich daheim nur in meinem Arbeitszimmer und auf der Terrasse rauche, schade ich höchstens meinen Rosen.

Einmal habe ich versucht, aufzuhören. Vor knapp fünfzehn Jahren war das, als nach Jahrzehnten mit Gauloises ohne Filter der morgendliche Husten schlimm wurde. Meine Krankenkasse bot einen Kursus zur Rauchentwöhnung an, begleitet von einem Psychotherapeuten. Prima, dachte ich. In der ersten Sitzung unterschrieben wir eine Selbstverpflichtung, gültig für ein Vierteljahr. Nach drei Monaten, so hieß es, seien alle Entzugserscheinungen überstanden.

Wir durften an diesem Abend noch unsere letzte Zigarette rauchen, bevor die Folter begann. Ich ließ mir von einer Friedhofsgärtnerei einen kleinen Kranz binden, fuhr nach Wedel an die Elbe, ging auf die Fähre Schulau – Lühe und habe Mitte Fahrwasser meine letzte Schachtel Zigaretten und mein Zippo versenkt, mitsamt Kranz. Eine Seebestattung erster Klasse.

Einmal in der Woche traf sich unsere Selbsthilfegruppe, um über die Erfahrungen zu berichten. Wir alle litten furchtbar. Morgens zum Kaffee kann ich nicht auf eine Zigarette verzichten. Ich stellte also auf Tee um. Scheußlich! »Wenn der Drang zu stark wird, essen Sie einen Apfel«, empfahl der Therapeut. Ich mag keine Äpfel, also aß ich Birnen. Die Obstbauern rund um Hamburg müssen sich in diesen Wochen gewundert haben, warum die Nachfrage nach Birnen so stark zunahm, doch es half wenig.

Meine Gedanken kreisten nur um einen Satz: »Ich darf nicht rauchen.« Tagsüber ging es, weil ich mich ablenkte, aber die Abende waren wirklich schlimm. Ich konnte nicht still sitzen, war von Unrast erfüllt, zog mir nach der *Tagesschau* die Jacke an und lief bis zur Erschöpfung durch die Feldmark und Baumschulen. Manchmal war ich depressiv, fragte mich, ob sich die Qual lohnt. Meine Stinklaune muss unertäglich gewesen sein, meine Frau machte etwas mit. Doch ich hatte diese Selbstverpflichtung unterschrieben, also hielt ich durch.

Exakt nach einem Vierteljahr, um genau 19:35 Uhr, zum Zeitpunkt, an dem ich die Verpflichtung unterschrieben hatte, kaufte ich mir eine Stange Zigaretten und ein Feuerzeug und steckte mir eine an. Nach der ersten wurde mir ein wenig schwindelig, ich schob schnell zwei hinterher. Ich war wieder glücklich.

Kol / 75

OLYMPIA MIT HAMBURGER HERZ UND HRUBESCH

V

Vor einigen Wochen saß ich in der NDR *Talk Show* neben Barbara Schöneberger. Zu den anderen Gästen gehörten eine Schlagersängerin, der Popstar Mark Forster, ein hibbeliger Kerl mit bunten Haaren und Zwillinge, die beruflich Marathon laufen. Was mir Anna und Lisa Hahner erzählten, über ihr Training, über die vielen hundert Kilometer wöchentlich, über Verzicht und Disziplin, hat mir imponiert.

Nun stehen die Schwestern in der Kritik, weil sie bei Olympia in Rio Hand in Hand die Ziellinie überquerten, auf Platz 81 und 82. »PR-Show«, mosern die einen, »Selbstinszenierung«, wettern die anderen, »Das ist doch kein Volkslauf«, kritisiert der Leichtathletikverband, und Zeitungen aus aller Welt berichten darüber. Ich staune. Wenn ich richtig lese, hatte eine Schwester Probleme mit der Muskulatur – und ich finde es eine Leistung, damit in der Hitze von Brasilien diese Strecke durchzustehen. Mit Chipstüte auf dem Sofa hat es sich leicht mosern.

Was ich nicht verstehe, ist die Härte der Kritik. Die hätte ich mir an anderer Stelle gewünscht, zum Beispiel darüber, wie feige und glitschig sich der deutsche IOC-Präsident Bach davor drückte, Stellung gegen das systematische Doping in Russland zu beziehen. Oder dieser Diskuswerfer, der sich auf dem Siegertreppchen, bei der Hymne und vor der Presse benahm wie ein pubertierender Rotzlöffel. Es gab leider diverse Momente, in denen der olympische Geist Feierabend machte: der ägyptische Judoka, der dem Israeli den Handschlag verweigerte. Das brasilianische Publikum, das einen Stabhochspringer erst im Wettkampf und dann bei der Siegerehrung auspfiff, bis ihm die Tränen kamen. Auch bei anderen Sportarten buhten und pfiffen sie Sportler aus, um die eigenen Landsleute zu bevorteilen. Unsportlich, unfair, unsympathisch. Statt gut gelaunten Bikinischönheiten vom Strand sah man oft enthemmte Furien mit Speckrollen.

Es gab auch schöne Momente, und einige Male spielten Hamburger eine Rolle: unsere Fußballer, mit Herz und Hrubesch. Die famosen Beachvolleyballerinnen, die »Strandperlen«, wie die MOPO sie nannte, die gegen Brasilien an der Copacabana Gold gewannen. Der Turner Andreas Toba, der trotz eines Kreuzbandrisses für seine Mannschaft weiterkämpfte, oder diese Langläuferinnen, die sich nach einem Sturz gegenseitig halfen. Für mich sind das die Höhepunkte, nicht so sehr der Medaillenspiegel, auf den heute so viele schielen.

Olympische Spiele waren als Fest angelegt, das der Verständigung der Völker dient. Sämtliche Kriegshandlungen wurden eingestellt, es herrschte Waffenruhe während der Spiele. Solch eine Atempause würde der Welt von heute auch guttun.

Kol / **76**

IN DER HAIFISCH BAR MIT HAMBURGER HELDEN

Für einen Seemann gehört das Massensterben auf dem Mittelmeer zu den schlimmsten Ereignissen einer furchtbaren Zeit. Wir Seeleute wissen, wie es draußen ist, bei schlechtem Wetter, in der Weite und der Einsamkeit, und ich mag mir kaum ausmalen, was die Menschen in den Schlauchbooten durchmachen. Ich unterstütze deshalb »Sea-Eye«, eine Organisation von Freiwilligen, die mit einem alten Kutter aus DDR-Beständen über das Mittelmeer fährt, mit einem Ziel: So viele Menschen wie möglich zu retten, indem sie Hilfe herbeiholt.

3950 sind es schon, seit April.

In dieser Woche habe ich einige Hamburger Retter in der Haifisch Bar getroffen: eine junge Controllerin, einen Strafverteidiger, einen Rentner, einen Mann, der im Brandschutz arbeitet, einen Jugendbetreuer. Sie alle gaben ihren Urlaub, um zu helfen, und sie riskierten viel. Der Kutter, die *Sea-Eye*, ist nicht der jüngste und legt sich bei Sturm bis zu 50 Grad auf die Seite. Zwei Wochen dauert jede »Mission«, und sie teilen die Enge und Hitze an Bord des Kutters mit Crewmitgliedern, die sie noch nie vorher gesehen haben. Was während der Einsätze geschieht, ist unberechenbar – niemand weiß, wie die Flüchtlinge in Panik reagieren. Oder ob auf einem der Schlauchboote, denen sich die Retter nähern, nicht doch Terroristen des IS unterwegs sind.

»Wir sind Dilettanten mit schlechtem Gerät und wenig Ausbildung«, sagte Gunter Körtel zu mir, heute Betreuer von jugendlichen Flüchtlingen, früher Kapitän auf Tankern, ein echter Seemann also. Für mich sind es Menschen, die mir den Glauben an das Gute im Menschen zurückgeben: ihr Mut und ihr Engagement, wo andere Institutionen und die Europäische Union oft versagen. »Man kann die Leute doch nicht einfach ihrem Schicksal überlassen«, meinte Nicole Hoppe, eine junge Frau, Ende 20, aus Sankt Pauli.

Was ist das für ein Gefühl, wenn morgens im Halbdunkeln ein Schlauchboot in Sicht kommt? »Beklemmend«, sagte sie, alle nickten. Aber danach heißt es: Emotionen kontrollieren, arbeiten, ja: funktionieren. Schwimmwesten verteilen, die Menschen beruhigen, bis die herbeigerufenen Schiffe der Marine eintreffen. An einem Tag, an dem die See besonders ruhig war (»Flüchtlingswetter«), retteten die Freiwilligen von »Sea-Eye« mehr als 700 Menschen aus Seenot.

»Die Boote, die wir aufgreifen, werden von Mission zu Mission kleiner«, berichten die Hamburger. Die Schlepper schicken die Flüchtlinge inzwischen bei jedem Wetter hinaus, es sind Himmelfahrtskommandos. Niemand weiß, wie viele Menschen ertrunken sind, Schätzungen gehen von mehr als zehntausend Opfern aus. Es gibt Geschichten, dass auch der IS am Geschäft der Schlepper mitverdient, dass die Schlauchboote aus China kommen, die Motoren in einer eigenen, kleinen Fabrik vorbereitet werden, dass manche Frauen, bevor sie an Bord gehen, vergewaltigt und mehrere Monate gefangen gehalten werden, weil für Schwangere ein Platz an Bord noch teurer ist. Libyen, von dessen Küste sie ablegen, ist ein Staat in Auflösung.

Einmal, erzählen sie, hatten sie eine Bootsbesatzung mit Rettungswesten versorgt, als ein Fischerboot auftauchte. Es waren keine Fischer, sondern getarnte Schlepper, die in Seelenruhe die Außenborder des Schlauchboots abmontierten, bevor sie verschwanden. Ein anderes Mal erlebten die Retter, dass ein Boot vor ihnen wegfuhr, zu entkommen versuchte, das nur halb besetzt war. Die Leute an Bord wirkten extrem verstört. Was war geschehen? Hatte es an Bord einen Kampf gegeben?

»Heldenverehrung für uns ist überzogen«, meinte einer der Männer in der Haifisch Bar. Verehrung vielleicht schon, aber Dank und Respekt sind es nicht. Am Morgen nach unserem Treffen hörte ich im Radio, dass ein Boot der »Ärzte ohne Grenzen« angegriffen und beschossen wurde. Ich bin sicher: Die Hamburger Retter wird auch diese Nachricht nicht davon abhalten, zur nächsten Mission aufzubrechen.

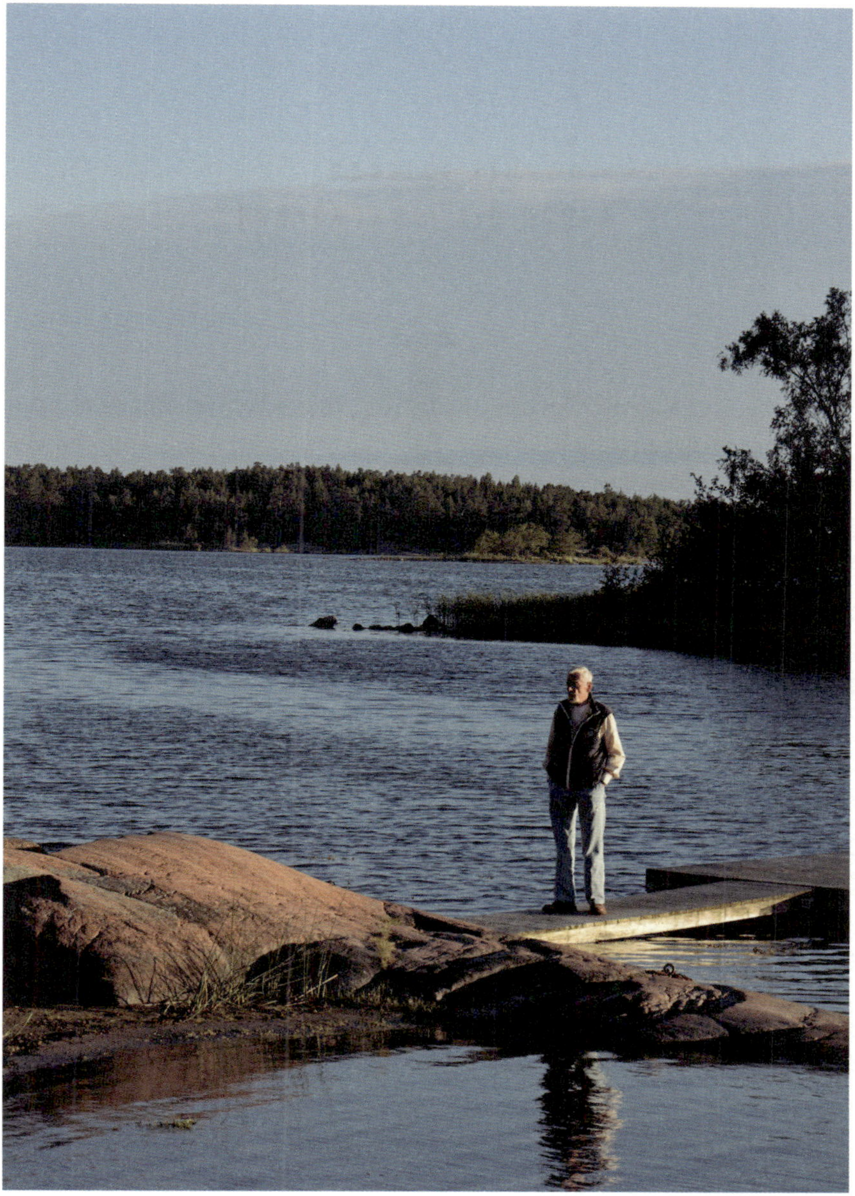

Kol/77

MIT VOLLGAS DURCH DIE FAHRPRÜFUNG

Ich habe vergangene Woche meine Fahrprüfung bestanden. Da gibt es nichts zu lachen: Ich habe mir selbst zum 80. Geburtstag den Test geschenkt, um meine Fahrtauglichkeit zu beweisen. Ständig wird an alten Verkehrsteilnehmern herumgenörgelt und irgendein Lurch aus der Politik fordert bestimmt wieder eine Altersbegrenzung für Autofahrer. Ungerecht, wie ich finde, denn es sind doch die Jungen, die mit einer Mischung aus Testosteron- und PS-Überschuss als Organspender unterwegs sind. Mein Führerschein wurde 1957 ausgestellt. Ich hatte deshalb beschlossen, mich von einem Profi testen zu lassen.

Löding hieß der Fahrlehrer, ein gemütlicher Typ, etwa halb so alt wie ich. Damit er Bescheid wusste, habe ich ihm gleich das Attest meines Augenarztes und den Bescheid meiner Versicherung in die Hand gedrückt. Ich fahre schon so lange unfallfrei, dass sie mich demnächst dafür bezahlen, wenn ich hinters Lenkrad steige. Seit 43 Jahren. Ich habe Schiffe durch Stürme gelenkt und bin mit den Kähnen im Hafen in so knappe Parklücken manövriert, dass keine Möwe zwischen Steven und das nächste Schiff kacken konnte. Doch Herr Löding, der auf dem Beifahrersitz hockte und mich ununterbrochen volltextete, über das Wetter, den letzten Urlaub, den HSV, machte mich doch etwas nervös. Der Kerl wollte mich ablenken, ganz klar.

Ich stierte nach vorne und brummte nur ab und zu ein »Jaja«. Wir kurvten erst durch ein Wohngebiet, viel rechts vor links, ich weiß, wie die politische

Lage derzeit. »Etwas weniger Gas wäre sicherer gewesen«, kritisierte Löding. »Fahren Sie weiter Richtung Autobahn bitte. Viele ältere Fahrer haben Angst vor der Autobahn.«

Angst vor der Autobahn? Na warte, Junge! Ich bin aufs Gaspedal gelatscht, dass sich Herr Löding in seinem Sitz bestimmt vorkam wie Han Solo beim Sprung in die Lichtgeschwindigkeit. Auf der Autobahn kamen wir nicht weit, die A7 besteht ja nur noch aus Standstreifen, und Löding lotste mich auf einen Übungsplatz.

Vollbremsung! Dies gehört heutzutage zum festen Programm einer Prüfung, und ich muss sagen, an der Stelle habe ich etwas gelernt. Erst beim dritten Reifenquietschen war Löding zufrieden. Gefühlt hatte ich schon beim zweiten Versuch mit dem Fuß das Bodenblech durchgetreten, aber es ging noch mehr. Für Gefahrenmomente eine gute Übung.

Herr Löding jedenfalls war hinterher zufrieden mit mir, es gab eine Urkunde und ein mündliches Lob: »Eins a«, meinte er. Nur solle ich bitte nicht so viel über andere Verkehrsteilnehmer meckern. Er wünsche sich, dass mehr ältere Autofahrer den Test ablegen. Ich auch. Vielleicht verstummt das Gemoser über uns Alte dann.

Kol/78

IN UNS ALLEN WOHNT EIN PRIMAT

Bernie Ecclestone, Flavio Briatore, Donald Trump, Mörtel Lugner. Eine illustre Runde, mit der ich niemals eine Zigarette rauchen möchte. Eines haben diese Männer gemeinsam: Sie haben sich eine deutlich jüngere Frau »zugelegt«. Auch Schauspieler und gut verdienende Manager tun dies, und in der Öffentlichkeit werden sie dafür milde belächelt. Nie hört man eine ähnliche Stellungnahme zur Rolle der jungen Damen. Was bewegt sie, sich mit einem alten Mann einzulassen?

In uns allen schlummern sehr viel mehr atavistische Instinkte, als uns bewusst und lieb ist. Früher garantierte der erfolgreichste, stärkste Jäger eines Stammes der Frau Schutz, ausreichend Nahrung und wünschenswerte Gene für ihren Nachwuchs. Nicht zu vergessen: sozialen Status, denn der erfolgreiche Jäger genoss hohes Ansehen. Das war schon bei unseren Vorfahren, den Primaten so: Der Silberrücken hatte die meisten Weibchen.

Heute wird der Silberrücken weggewachst, und Stärke definiert sich nicht mehr durch erfolgreiches Jagen, sondern durch Geld und Macht. Die junge Frau schätzt das Prestige und die Lebensversicherung, in jeder Hinsicht. Natürlich kann auch Liebe im Spiel sein, doch ich glaube auch nicht an den Osterhasen. Dieser Rückfall in Verhaltensweisen der Primaten ist amüsant zu beobachten.

Was wiederum bewegt einen alten Mann, sich mit einer jungen Frau zu schmücken? Er erfreut sich an ihrer Jugend, ihrer Grazie und Anmut, er gefällt sich in der Rolle des Beschützers und Lebensberaters. Außerdem garantieren junge Frauen in der Regel hohe Fruchtbarkeit, ohne dass es ihm bewusst ist. Der Chefarzt einer gynäkologischen Abteilung eines Krankenhauses formulierte es einmal so: »Neue Frau, neues Kind.« Der alte Mann ist stolz auf seine Zeugungsfähigkeit und merkt nicht einmal, dass er sich lächerlich macht. Abgesehen davon, dass er nach der voraussichtlichen durchschnittlichen Lebenserwartung nicht mehr erlebt, wie die Kinder erwachsen werden. Zu der Zeit, wo sie der väterlichen Führung am meisten bedürfen, liegt er auf dem Friedhof.

Auch ich bin nicht frei von den alten Verhaltensweisen. Begegnet mir eine attraktive junge Frau mit langen Beinen und Haaren im Minirock und High Heels, drehe ich mich nach ihr um. Ich bin 80 Jahre alt, aber der atavistische Instinkt lässt mich so handeln. Bevor sich jemand künstlich aufregt: Ja, mir ist vollkommen klar, wie lächerlich ich mich damit mache! Wenn meine Frau Gerlinde, mit der ich seit 43 Jahren verheiratet bin, das mitbekommt, lächelt sie nachsichtig und fragt:

»Weißt Du eigentlich, wie alt Du bist?«

Meine Antwort, »Ja, das weiß ich. Ich bin zwar alt, aber ich bin nicht blind!«

Kol / 79

EINE KOLUMNE AUS DEM HERZEN DES STURMS

Diese Kolumne schreibe ich auf den Wellenbergen im Nordatlantik. Der nächste Sturm hat uns erwischt, auf der Rückreise von Island nach Hirtshals im Norden Dänemarks. Sechs Meter hoch kommen die Wellen und die Fähre *Norröna* der Smyrill-Linie rollt in der schweren See. Ich genieße das. Für mich ist es ein Gefühl, als kehrte ich nach Hause zurück.

Viele Jahre bin ich hier als Seemann unterwegs gewesen, von Hamburg nach Chicago, immer wieder. Deshalb gab es keinen passenderen Ort, an den letzten Feinheiten meiner Biographie zu arbeiten, die im kommenden Monat erscheinen wird (den Titel verrate ich noch nicht). Ankerherz-Verleger Stefan Kruecken, der meine Lebensgeschichte aufschrieb, und der Fotograf Andree Kaiser sind mit an Bord. Dänemark, Färöer-Inseln, Island und zurück, knapp 1650 Seemeilen in sieben Tagen.

Ich liebe es, zur See zu fahren, immer noch, das lässt einen nicht los. Früher hatte ich einen gepackten Koffer zu Hause stehen und das Seefahrtsbuch obenauf in der Schublade liegen. Nur für die Psyche. Das Meer ist mein Zuhause. Ich beobachte die Wellen, den Himmel, und ich fühle mich wohl. Kopf freipusten lassen, mal rauskommen – und all diese Probleme, von den gefährlichen Spinnern der AfD über die Flüchtlingskrise zu Putin und Konsorten, so herrlich weit weg. Auf dem Atlantik, vor allem im Sturm, merkt man auch wieder, wie klein und unbedeutend man ist. Ich bin überzeugt, dass es einigen Politikern guttun würde, dauerhaft mit der *Norröna* über den Wellen zu reiten. Wobei: Das hätte die freundliche Crew nicht verdient.

Obwohl ich so oft unterwegs war, kannte ich die Färöer-Inseln und Island nicht. Ich muss sagen: Es lohnt sich. Die Färöer bieten eine wilde, zerklüftete Landschaft, Klippen und Wasserfälle, die direkt ins Meer fallen, echte Poesie für alle, die das Meer mögen. Wer lebt, wo wegen des heftigen Windes kein Baum wächst, muss hart im Nehmen sein. Mit 14 Stunden Verspätung legte das Schiff Richtung Island ab – der Kapitän hatte sich entschieden, einen schweren Sturm durchziehen zu lassen. Eine richtige Entscheidung, denn auch so spürten wir Windstärke 9. Für mich wundervoll, für die meisten Passagiere ein Grund, sich das letzte Frühstück noch einmal durch den Kopf gehen zu lassen.

Als wir in Seyðisfjörður ankamen, dem Dorf mit dem Namen, das nach dreimal Husten und zweimal Spucken klingt, sahen wir: nichts. Ein Schneesturm zog durch den Fjord, die Passstraße war gesperrt, alles tief verschneit. Machte aber nichts. Wir haben es uns bei Kaffee und Zigaretten gemütlich gemacht und Schach gespielt. Schon am nächsten Abend ging es zurück – und die wunderbare Schaukelei wieder los.

Davon bekomme ich nie genug.

Kol / **80**

WIE DAS IST, WENN ES SCHEISSE REGNET

In der vergangenen Woche habe ich gelernt, wie es ist, wenn es Scheiße regnet. Zwei Shitstorms zogen auf meiner Facebook-Seite auf. So nennt man wütende Proteste, die sich hysterisch steigern. Grund waren Ereignisse während meiner Nordatlantikreise nach Island. Es fing schon auf dem Weg in den dänischen Hafen an, als wir eine Pinkelpause einlegten.

Mangels Alternative tranken wir bei einem amerikanischen Buletten-Konzern einen Kaffee. Ich schickte einen Morgengruß als Video über Facebook. Was ich nicht bedacht hatte: Auf dem Becher war das Logo, also das gelbe M zu sehen. Allgemeine Empörung: Wie kann man nur! Sauerei! Also wirklich, Herr Kapitän. Einige gingen forsch in den Pöbelmodus über, manche verdächtigten mich allen Ernstes, Werbung für den Fastfoodriesen zu machen.

Nun muss ich sagen, dass es in meinen 79 Lebensjahren der zweite Besuch eines solchen Restaurants war. Normalerweise umsegele ich Fastfoodketten weiträumig, denn mir schmeckt dort das Essen nicht, und die Müllberge, die produziert werden, schmecken mir noch weniger. Wieso man aber wegen eines Grußes mit Morgenkaffee andere Leute so angeht, bleibt mir ein Rätsel. Manche Leute, so scheint mir, sind unausgeglichen. Oder sie haben zu viel Zeit. Oder zu wenig Respekt.

Noch schlimmer wurde es, als wir auf den Färöer-Inseln an Land gingen. »Du Schwein watest im Blut toter Wale!«, pestete eine »Wal-Aktivistin« – und das war erst der Anfang. Auch hier muss ich sagen: Ich bin kein Freund des blutigen Grindwal-Fangs, überhaupt nicht. Doch die Fähre lief nun mal die Inseln an – und es war landschaftlich sehr schön. Es dauert zwei Tage, bis man mit dem Schiff auf dem Archipel weit draußen im wilden Atlantik ankommt. An Bord erzählte mir eine junge Färingerin aus der Crew, dass viele aus ihrer Generation gegen den Walfang sind – die Inselbewohner seien aber eben etwas trotzig. Kann ich verstehen. Diese Menschen leben von und mit dem Ozean. Das Fleisch der getöteten Wale wird nicht verkauft, sondern in den Dörfern aufgeteilt und ist bis heute für die Alten ein wichtiger Teil ihrer Versorgung. In Deutschland wurden 2015 fast 30 Millionen Schweine (!), 1,7 Millionen Rinder und 325 Millionen Hühner getötet – und wir erzählen einem Inselvölkchen, dass es keine 700 Wale (die ein gutes Leben hatten) töten darf? Ich mag das Anliegen von Walschützern. Wenn eine gute Sache aber in blindwütigen, irrationalen und plakativen Hass umschlägt, wird sie mir unsympathisch.

Auf der Rückfahrt vom Hafen nach Hamburg habe ich kurz überlegt, beim gelben M zu halten, für einen Videogruß zum Thema Wal. Habe es aber sein lassen – womöglich bekommt noch jemand einen Herzinfarkt.

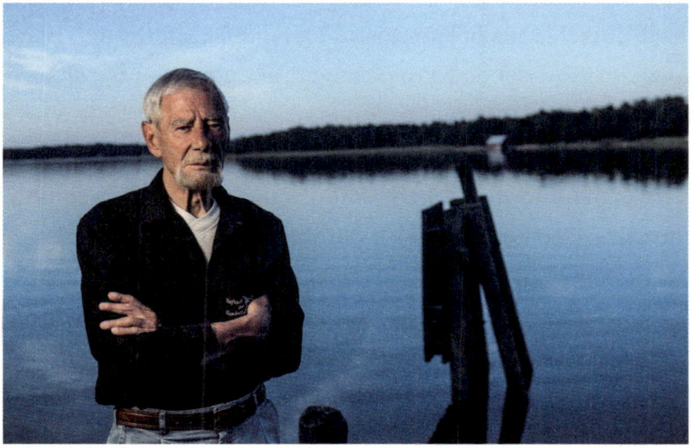

Kol / **81**

DER KAPITÄN IN »SANTA FU«

SCHON LANGE WAR ES IHM EIN ANLIEGEN, MIT SEINEN KOLUMNEN UND GESCHICHTEN DAS GEFÄNGNIS »SANTA FU« ZU BESUCHEN. JETZT LAS MOPO-KULT-KAPITÄN SCHWANDT FÜR DIE »SCHWEREN JUNGS« HINTER HOHEN MAUERN. VON STEFAN KRUECKEN, ANKERHERZ

Die Stahltür der Sicherheitsschleuse schließt mit einem metallischen Schmatzen, dann sind wir drin. Justizvollzugsanstalt Hamburg-Fuhlsbüttel, genannt »Santa Fu«, gilt als Deutschlands bekanntestes Gefängnis. Hinter den hohen, roten Backsteinmauern, auf denen Nato-Stacheldraht gespannt ist, sitzen Schwerverbrecher. Straftäter, die zu langen Haftstrafen verurteilt worden sind: Mörder, Drogenhändler, Entführer. Im Gefängnis gilt die höchste Sicherheitsstufe. Wer hineinwill, schließt sein Handy, den Schlüsselbund und die Brieftasche in ein Fach ein und wird durchleuchtet, wie am Flughafen.

Wir sind hier, um aus dem Leben eines Seemanns zu erzählen.

Kapitän Schwandt trägt eine dunkle Anzugjacke, weißes Hemd und Krawatte, er sieht wirklich aus wie ein Kapitän, eine Autoritätsperson. Anhand der Kleidung kann man ablesen, wie er eine Veranstaltung einschätzt. In der Haifisch Bar erscheint er meist im Rollkragenpullover. Für die Insassen von

»Santa Fu« hat er sich fein gemacht. Seit wir vor zwei Jahren mit der Kolumne in der *Hamburger Morgenpost* begannen, war es sein Wunsch, hier zu lesen. Schwandt mag den Sänger Johnny Cash und dessen legendäres Konzert im Folsom State Prison. Was ihn mit dem Country-Sänger verbindet, ist das Engagement für »kleine Leute«, für Menschen, die von der Gesellschaft ausgestoßen wurden.

Wir gehen über einen Innenhof, passieren eine weitere Sicherheitsschleuse, nehmen eine Treppe und kommen in einen Kirchenraum. Einige Stühle stehen bereit. Wie viele Häftlinge zur Lesung kommen? 280 Insassen hat der Knast, bei Weitem nicht alle sprechen Deutsch, und das Wort »Lesung« hat, so erzählt Carla Oehlert vom Verein »Kultur im Knast«, keine besonders attraktive Bedeutung.

Um kurz vor 16 Uhr geht die Tür auf, die ersten Zuhörer kommen. Ein breitschultriger Kerl mit Schnauzbart und Glatze, er trägt ein Bayern-Trikot. Ein junger Kerl in Jogginghose, direkter Blick, einige Südeuropäer, zehn Häftlinge sind es insgesamt. Keine Tätowierungen, keine bösen Blicke. »Wer kennt die Kolumne aus der MOPO?«, frage ich in die Runde. Eine Hand hebt sich. Internet gibt es im Knast natürlich nicht, und von der Facebook-Seite des Käptens, die vergangene Woche 3,5 Millionen Menschen sahen, hat hier noch niemand etwas gelesen.

Ich erkläre, warum wir hier sind: dass es dem Kapitän um Respekt geht. Dann lese ich die erste Story, über einen Notfall auf See, als Schwandt einem Matrosen das Leben rettete. Wir haben die Geschichten so ausgesucht, dass wir hoffen, Themen aufzugreifen, die hinter Gittern interessieren: Tattoos, Fernsehen, Abenteuer auf den Meeren. Frauen und politische Themen haben wir ausgeklammert.

»Ihr seid gar nicht tätowiert«, sagt Schwandt. »Warum nicht?«

»Geht im Knast nicht«, antwortet einer der Männer, »verboten.« Warum sie hier sind, dürfen wir nicht fragen. Sie haben andere überfallen, geschossen, erpresst oder mit Drogen gehandelt. Früher war »Santa Fu« berüchtigt, wegen Meutereien, versuchten Ausbrüchen, wegen Szenen, die man aus amerikanischen Filmen kennt. Alles lange her. Der Knastalltag, erzählt einer der Aufseher, läuft friedlich und geordnet ab. Es gibt sogar ein eigenes Krankenhaus. »Santa Fu« funktioniert wie ein autonomes Dorf in der Stadt.

Zwischen den Geschichten plaudern wir mit den Insassen, fragen sie nach ihrem Leben. Sie erzählen von der Fußballmannschaft, die am regulären Ligabetrieb in der Kreisklasse teilnimmt und letzte Saison mit riesigem Vorsprung die Meisterschaft gewonnen hat. Ein bisschen Stolz schwingt mit. »Kein Wunder – alles Heimspiele«, brummt ein Mann. Wieder lachen alle. Je länger die Lesung dauert, desto entspannter werden die Häftlinge. Anfangs konnte man spüren, dass sich keiner äußern wollte, um sich keine Blöße vor den anderen zu geben. Am Ende der Veranstaltung ist die Atmosphäre so offen, wie sie in einem Gefängnis sein kann.

Als wir uns nach einer Stunde verabschieden, bedanken sich die »schweren Jungs« mit Applaus und erkundigen sich, ob der Kapitän ihnen seine neue Biographie *Sturmwarnung* zuschicken kann, für die Knastbibliothek. Ist versprochen.

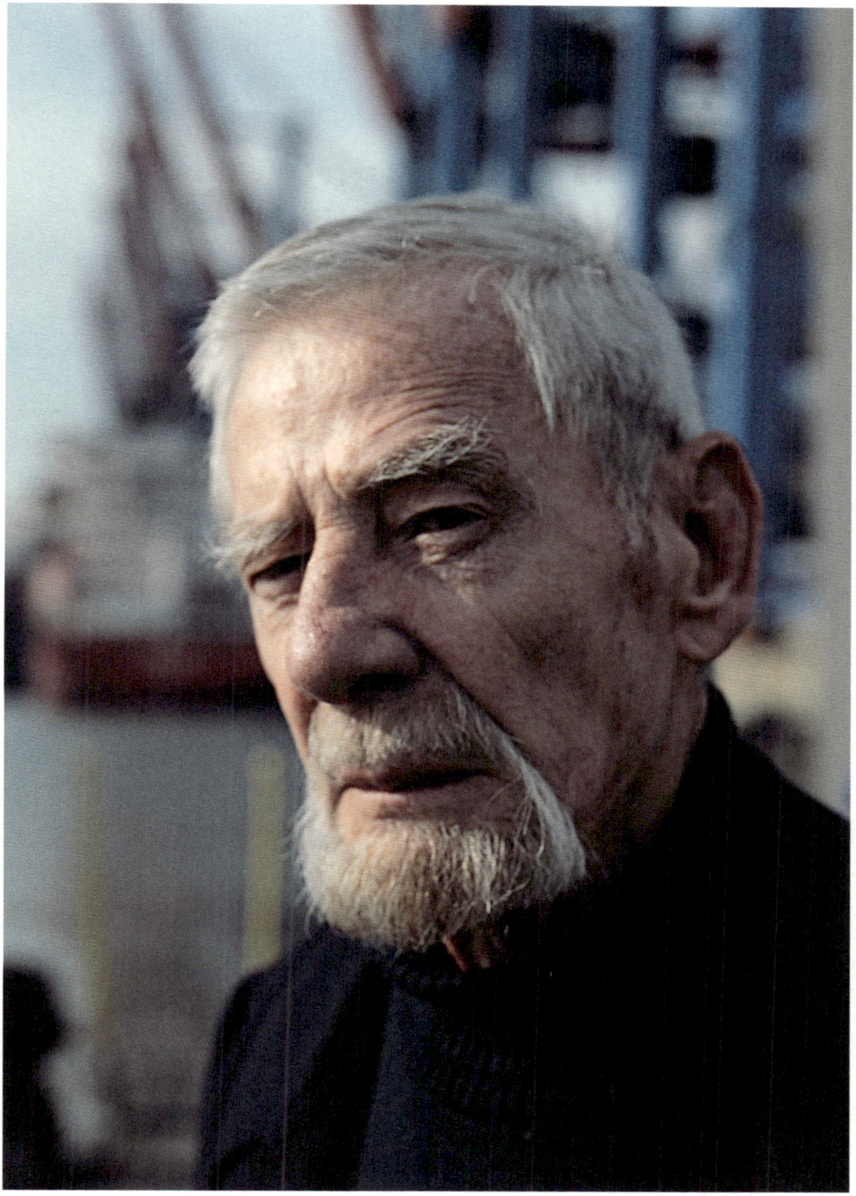

Kol / **82**

REEDER SIND WIE KLEINE JUNGS IN DER HERRENTOILETTE

E

Ein Schiff, das ohne Crew über die Meere fährt. Ohne Käpt'n, ohne Chief, ohne Matrosen, ferngesteuert über einen kleinen Joystick in einem Kontrollzentrum am anderen Ende der Welt, wie eine Drohne. So soll die Zukunft aussehen, vielleicht schon ab dem Jahr 2020. Der Konzern Rolls-Royce hat einen solchen Prototypen vorgestellt, der, wenn er in Serie geht, das Ende der Seefahrt bedeutet, wie wir sie kennen.

Mir graut vor dieser Vorstellung. Ich habe auf See genug Scheiße erlebt, ich befand mich oft in kritischen Situationen. Wer repariert auf See Maschinenschäden? Was passiert bei sehr schlechtem Wetter? Und dann die Sicherheit: Ein Hacker könnte ein Schiff mit Sprengstoff in voller Fahrt in New York anlaufen lassen.

Ganz abwegig ist das Szenario, dass solche Automaten bald über die Ozeane fahren, leider nicht, denn wo gespart werden kann, wird gespart. Wenn mir jemand zu meiner Zeit als Matrose gesagt hätte, dass die Schiffe von heute mehr als 400 Meter lang sind – ich hätte gefragt, ob sein bester Kumpel der Klabautermann ist. Einige Experten meinen ja, dass es noch nicht das Ende des Größenwahns ist, weil es bei den Reedern zugeht wie bei pubertierenden Jungs in der Herrentoilette: Jeder hätte gerne den Längsten.

Trotz der Überkapazitäten (Ergebnis: niedrige Frachtraten) sollen noch größere Schiffe gebaut werden, bis zu 430, vielleicht sogar 450 Meter lang.

Für Hamburg ein im wahrsten Sinne gewaltiges Problem. Schon jetzt ist es extrem schwierig, Schiffe wie die *Marco Polo* mit 18 000 Containern die Elbe hochzubringen. Das Drehmanöver gerät zur Zentimeterarbeit und die Gigantomanie nimmt Formen an, die für unsere Stadt nicht mehr vertretbar sind. Die Elbe soll noch einmal auf 14,5 Meter vertieft werden? Schon jetzt erstickt die Containerflut den Verkehr im Hinterland. Fahren Sie einmal zu einer beliebigen Tageszeit über die Köhlbrandbrücke, dann wissen Sie, was ich meine.

Für unseren Hafen ist irgendwann eine natürliche Grenze erreicht, es sei denn, man will die Landungsbrücken bis zum Baumwall verlängern und das Hafenbecken bis hinters Rathaus auf 16 Meter Tiefe ausbaggern, mit einer Spundwand, damit der Senat nicht absäuft. Wenn die Monsterschiffe kommen, brauchen wir ein anderes Konzept. Eines für den ganzen Norden, eine Kooperation von Hamburg, Bremen und Wilhelmshaven. Ich war vor Kurzem dort zu Besuch, im einzigen Tiefwasserhafen. Die Seeleute nennen ihn »Captain's Paradise«, und es gibt reichlich Platz. Warum arbeiten die Häfen nicht enger zusammen? Bevor die Riesen an Deutschland vorbei nach Rotterdam weiterfahren, wäre dies eine Option.

Kol / **83**

DAS ALTER IST EIN ARSCHLOCH

Ich bin nie ein melancholischer Mensch gewesen. Ich habe es gelernt, die Dinge so zu nehmen, wie sie sind, und vermeide es, zu klagen und zu hadern. Meine Frau Gerlinde arbeitete als Schwester im Krankenhaus. Die Schicksale, mit denen sie zu tun hatte, Krebserkrankungen, Unfälle, gingen uns oft nahe. Doch als wir mit der MS *Hamburg* in Edinburgh ausliefen, letzte Station der Reise um die Britischen Inseln, fühlte ich Melancholie. Mein Alter macht mir zu schaffen, in jeder Hinsicht.

Das Alter ist ein Arschloch.

In den 1950er-Jahren war ich zum ersten Mal in Schottlands Hauptstadt. In einer Silvesternacht nahm ich eine junge Dame mit an Bord, die das Schiff (und speziell meine Koje) inspizieren wollte. Das Hafengelände wurde streng bewacht. Sie zeigte den Polizisten ihren Ausweis, erhielt einen Passierschein und wurde im Wachbuch registriert. Wir hatten es uns gerade gemütlich gemacht, als es an meine Kabinentür hämmerte.

»Los, raus! Die Wache will euch sprechen!«

Was war denn nun los? An der Gangway erwartete uns ein Polizist, zeigte auf die Uhr und forderte die junge Frau auf, ihn ans Hafentor zu begleiten. Zehn Uhr, Sperrstunde. Das galt im Pub – aber für Mädchen an der Pier? Es war damals eine romantische, eine wilde, eine absurde, es war eine unvergessliche Zeit. Würde ich rückblickend etwas anders machen? Auf keinen Fall.

Als wir in Edinburgh ablegten, stand ich oben an Deck, sah die Brücken des Firth of Forth am Horizont kleiner werden und rauchte. Ich wurde wehmütig beim Gedanken an die alten Zeiten, zumal es mir auf dieser Reise körperlich nicht gut ging. Vor einigen Jahren haben mir die Ärzte die Bauchspeicheldrüse entfernt, was, wie sich später herausstellte, gar nicht nötig gewesen wäre. Vor jeder Mahlzeit muss ich seither meinen Blutzuckerspiegel messen und Insulin spritzen. Damit die Nahrung verdaut wird, nehme ich mehr Tabletten als manche Kinder Bonbons. Eine Herz-OP und zwei operierte Bandscheibenvorfälle tun ihr Übriges.

Auf der Reise rund um Großbritannien kam nun ein weiteres organisches Problem hinzu. Ich fand nur wenig Schlaf, selbst in der beruhigenden Dünung des Nordatlantiks nicht. Ich fühle mich auch insgesamt so müde. Jeder Morgen ist momentan ein kleiner Kampf für mich, es ist ein Gefühl, als hingen große Gewichte an mir. Ich musste die Kreuzfahrt in Hamburg abbrechen und darf nun statt im nächsten Hafen bei diversen Ärzten einlaufen. Seediensttauglich bin ich derzeit nicht.

Vielleicht ist es für mich an der Zeit, für eine Weile von Bord zu gehen.

Kol / **84**

MEINE LETZTE KOLUMNE

Dies ist meine letzte Kolumne. Ich bin krank und ich fühle mich müde, ich habe nicht mehr die Kraft, mich um die Themen zu kümmern, mit denen ich meine Leser zum Grinsen, zum Nachdenken oder ein paar Reeder und rechtsdrehende Trottel zum Ärgern bringen kann. Ein alter Kapitän weiß, wann es für ihn an der Zeit ist, von der Brücke zu gehen.

Ich habe keine Angst vor dem Tod. Achtzig Jahre waren meine Ziellinie, die habe ich erreicht. Es grenzt an ein Wunder, dass es mir mit meinem Lebenswandel überhaupt gelang. Seit 63 Jahren habe ich knapp eine Million Zigaretten geraucht und in meinen frühen Jahren mehr gesoffen als andere in mehreren Leben.

Ich bin dankbar, dass ich so alt werden durfte.

Es war besonders in meinen ersten Berufsjahren ein wildes und abenteuerliches Leben. Ich habe es von meiner Zeit als Schiffsjunge bis zu meiner Pensionierung als Kapitän verschiedener Zollkreuzer auf dem Wasser verbracht. Die See war immer mein Lebenselixier. Bis vor Kurzem war ich immer auf Schiffen unterwegs, zuletzt nach Finnland und Großbritannien, wohin mich auch die ersten Reisen führten, 1952. Die beste Entscheidung, die ich je traf, war es, Seemann zu werden, gegen den Willen meiner Eltern. Ich kann nur jeden ermutigen, dem eigenen Gefühl zu vertrauen.

Die nächste Zeit werde ich nicht auf einer Brücke, sondern im Wartezimmer von Ärzten und bald im Krankenhaus verbringen. Auch dies gehört dazu, ich will mich nicht beschweren. Ich habe Vorsorge getroffen, um meine Frau organisatorisch zu entlasten. Meine Beerdigung ist geplant, der Grabplatz, der Ablauf der Trauerfeier, die Musik, die gespielt werden soll. Es war anfangs ein komisches Gefühl, diesen Aktenordner anzulegen, doch nun ist alles geklärt. Ich hatte ein interessantes, spannendes Leben und werde klaglos in Würde abtreten, wenn es so weit ist.

Es hat mir Spaß gemacht, diese Kolumne zu schreiben und es war mir wichtig, klare Position zu beziehen. Ich hatte mir geschworen, als Leidtragender des Dritten Reichs aufzustehen gegen die neuen Rechten, gegen die AfD und NPD. Mir gefiel es, dass ich meine Popularität für Schwache und Außenseiter einsetzen konnte, bei einer Lesung im Gefängnis »Santa Fu« zum Beispiel (inspiriert von Johnny Cash, den ich verehre) oder in meinem Engagement für Obdachlose. Ich fand es gut, auf Menschen aufmerksam zu machen, die anderen helfen, wie die mutigen Retter der Hilfsorganisation »Sea-Eye«, die im Mittelmeer Flüchtlinge vor dem Ertrinken bewahren. Jetzt muss ich meine Kräfte sammeln für den letzten Abschnitt meines Lebens.

Ich gehe von Bord und bedanke mich für eure Aufmerksamkeit, euren Zuspruch und auch manche Kritik in den letzten Jahren. Macht es gut.

Tschüs.

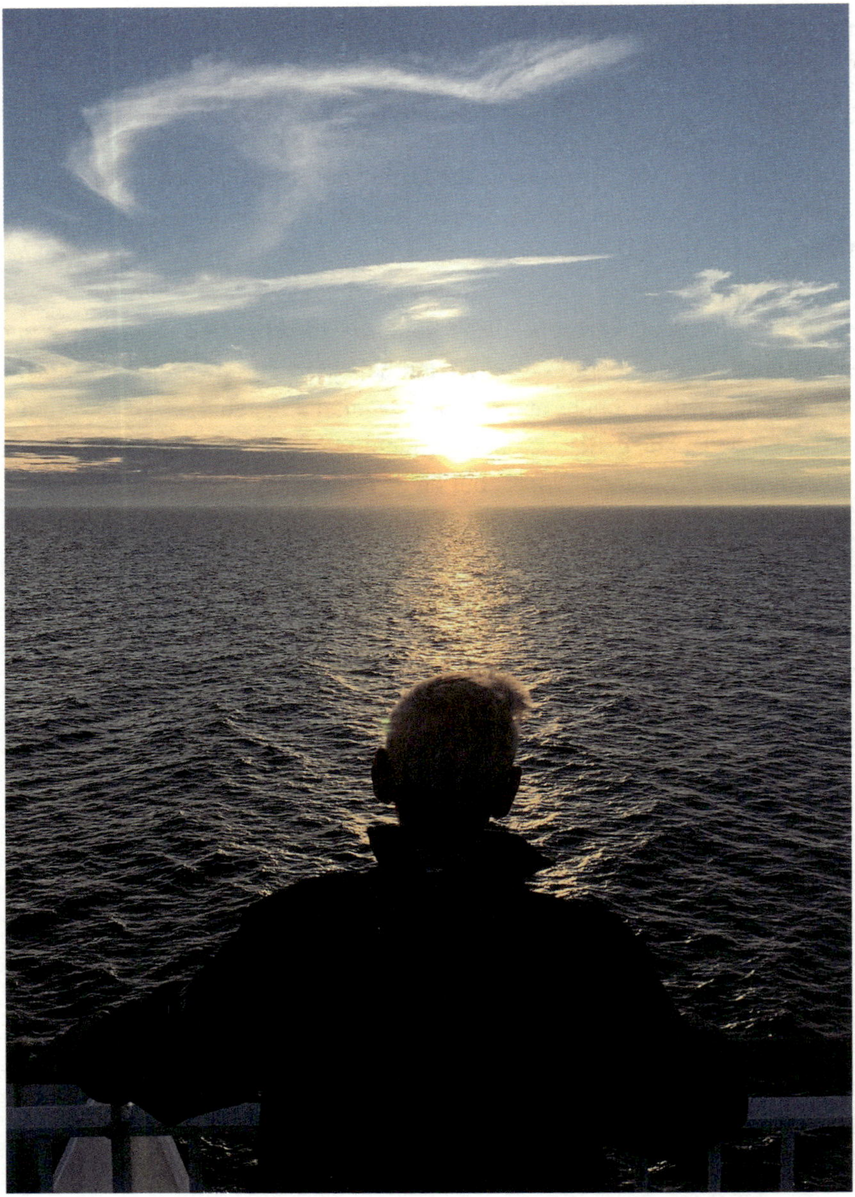

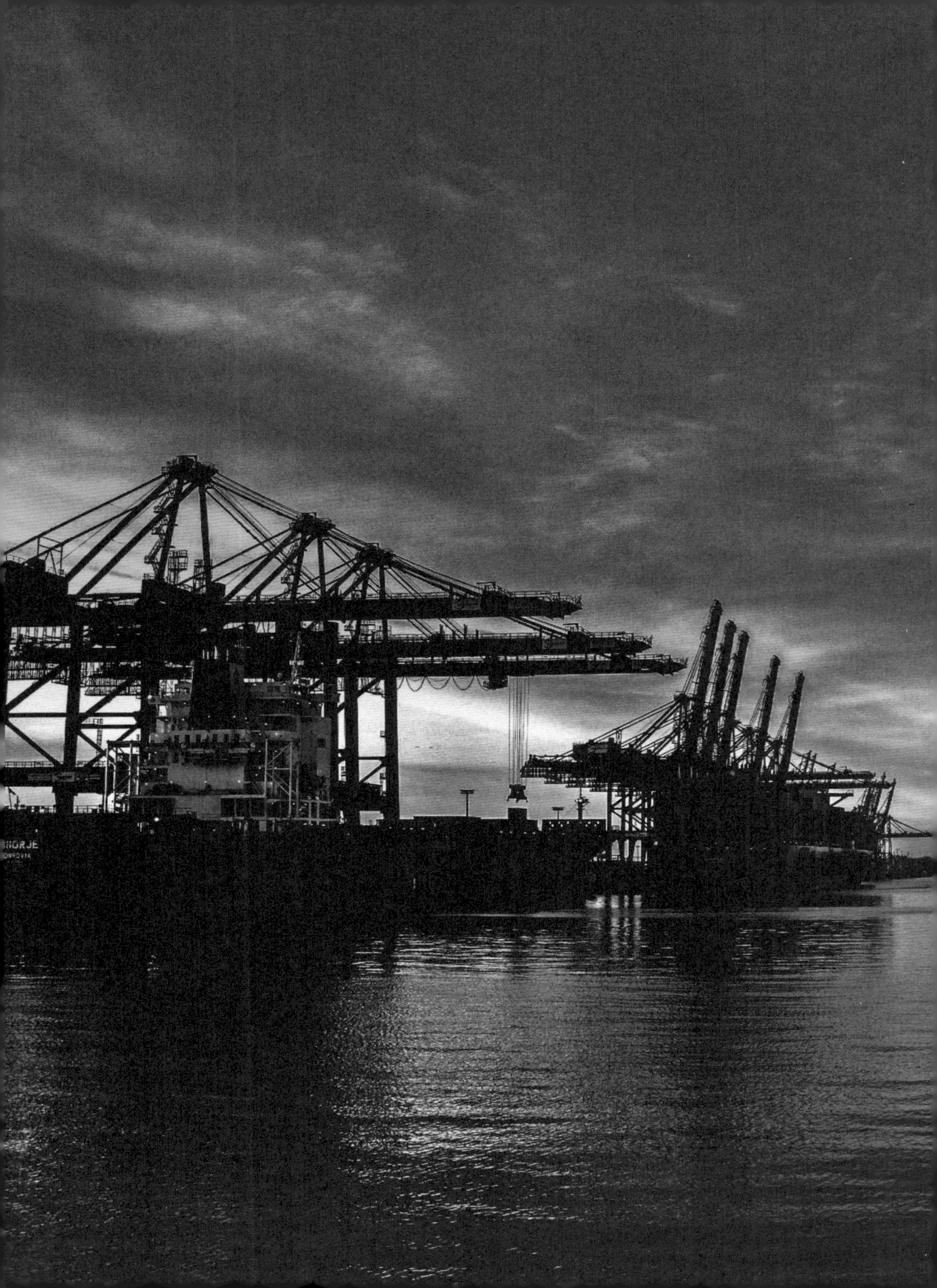